新编21世纪职业教育精品教材

适用于托幼一体化专业

婴幼儿
营养与喂养

主　编／艾桃桃　李玥婧　覃小珊

副主编／王　楠　陆英明　韦雪梅　秦海燕
欧阳丽君　赵子熠

参　编／潘美宏　葵　莉　冯广智　梁景添
郑艳华　蒙姣妮　刘焕楠

中国人民大学出版社
·北京·

图书在版编目（CIP）数据

婴幼儿营养与喂养 / 艾桃桃，李玥婧，覃小珊主编.
北京 ：中国人民大学出版社，2025.6. --（新编 21 世纪
职业教育精品教材）. --ISBN 978-7-300-34032-6

Ⅰ. R153.2；R174

中国国家版本馆 CIP 数据核字第 2025L5M990 号

新编 21 世纪职业教育精品教材
适用于托幼一体化专业
婴幼儿营养与喂养
主　编　艾桃桃　李玥婧　覃小珊
副主编　王　楠　陆英明　韦雪梅　秦海燕　欧阳丽君　赵子熠
参　编　潘美宏　葵　莉　冯广智　梁景添　郑艳华　蒙姣妮　刘焕楠
Yingyou'er Yingyang yu Weiyang

出版发行	中国人民大学出版社		
社　址	北京中关村大街 31 号	邮政编码	100080
电　话	010－62511242（总编室）		010－62511770（质管部）
	010－82501766（邮购部）		010－62514148（门市部）
	010－62511173（发行公司）		010－62515275（盗版举报）
网　址	http://www.crup.com.cn		
经　销	新华书店		
印　刷	北京溢漾印刷有限公司		
开　本	787 mm × 1092 mm　1/16	版　次	2025 年 6 月第 1 版
印　张	10.5	印　次	2025 年 6 月第 1 次印刷
字　数	192 000	定　价	38.00 元

前言

本教材的编写以党的二十大精神以及国家卫健委发布的《3岁以下婴幼儿健康养育照护指南（试行）》和中华预防医学会儿童保健分会编写的《婴幼儿喂养与营养指南》为重要指导依据。《婴幼儿喂养与营养指南》中指出，出生后数年的营养和健康是实现儿童生存、发展和千年发展目标的基础。婴幼儿期的营养不良可导致近期和远期的不良后果，近期表现为体格和智力发育迟缓、患病率和死亡率增加，远期后果为影响儿童智力潜能的发挥、学习和工作能力下降、生殖能力及患慢性病的危险性增加。

国务院颁布的《中国儿童发展纲要（2021—2030年）》在“儿童与健康”的“策略措施”中提出，“改善儿童营养状况。关注儿童生命早期1 000天营养，开展孕前、孕产期营养与膳食评价指导”“普及为6月龄以上儿童合理添加辅食的知识技能。开展儿童生长发育监测和评价，加强个性化营养指导，保障儿童营养充足”。2023年5月在日内瓦召开的主题为“拯救生命，推动人人健康”的第76届世界卫生大会明确提出，保障婴幼儿健康，促进其生长发育。由于婴幼儿生长发育迅速，对食物的需求有其特殊性，因此，照护者在喂养过程中应合理配置膳食，运用科学的喂养方法，确保各种营养素的供给都能满足婴幼儿成长所需。

本教材分为七个项目，每个项目均由若干学习任务组成，内容丰富，逻辑清晰。项目一为婴幼儿营养与喂养概述，项目二为婴幼儿消化系统的特点，项目三为婴幼儿的营养特点，项目四为婴幼儿的营养与科学喂养，项目五为婴幼儿的辅食添加与膳食指导，项目六为婴幼儿营养与喂养评价，项目七为婴幼儿食育。

本教材有以下几个鲜明的特点。

1. 课程思政，立德树人

本教材在教学内容中着重体现了课程思政的引领作用，在学习目标、热身思考、任务探索等板块中融入社会主义核心价值观、专业认同与职业道德，践行立德树人的根本任务，体现“三全育人”的教育思想，使学生不仅能掌握专业知识，更能培养良好的职业素养，从而培养具有良好师德规范和教育情怀的婴幼儿保育人才。

2. 以学生为本，通俗易懂

本教材充分考虑学生的认知特点和学习需要，内容简洁，表述通俗易懂，融入丰富的图表，帮助学生加深理解。每个项目末尾设置模拟测试板块，帮助学生进行学习成果的检测。教材中加入大量家庭营养与喂养的案例，使学生能够更加深刻、细致地掌握婴幼儿营养与喂养的规律和方法。

3. “岗课赛证”融通，理实一体

本教材结合婴幼儿照护类专业、学前教育专业学生需要掌握的各项照护技能，有机融入“1+X”证书考试相关要求，设计了对应的栏目，便于学生在实践中提升综合素养。第一，筛选优质家庭营养与喂养案例，对相应问题的指导策略进行了详细分析，可操作性强，便于学生理解和学习。第二，制作课件等电子资源，一方面便于教师备课，另一方面也能够为学生提供生动形象的学习资料，便于学生课前预习、课中学习、课后复习，实现立体化学习。

本教材由艾桃桃、李玥婧、覃小珊担任主编并负责统稿，王楠等人担任副主编，潘美宏等人参编。具体分工如下：项目一由艾桃桃、李玥婧、赵子熠共同完成，项目二由陆英明完成，项目三由覃小珊、王楠共同完成，项目四由葵莉、潘美宏、覃小珊共同完成，项目五由韦雪梅完成，项目六由欧阳丽君完成，项目七由秦海燕完成，郑艳华、蒙姣妮、刘焕楠、冯广智、梁景添提供了丰富的案例资料。

本教材为广西教育科学“十四五”规划2025年度课题“‘少子化’背景下广西托育服务供给需求研究”（2025C623）的阶段性研究成果；2025年度广西高校中青年教师科研基础能力提升项目“城乡理解视域下广西幼儿园‘隐性留守儿童’社会性发展现状及改善策略研究（2025KY1769）的阶段性研究成果”；2023年度广西职业教育教学改革研究项目“基于OBE理念SPOC混合式教学在‘婴幼儿行为观察与分析’课程中的实践研究”（GXZZJG2023B201）的阶段性研究成果；广西职业教育改革研究项目“基于双主体三融合四融通的婴幼儿托育服务与管理人才培养模式的研究与实践”（GXGZJG2023B14）的阶段性研究成果；广西幼儿师范高等专科学校高级职称人员科研项目“基于OBE理念下婴幼儿健康科

技预警服务人才培养体系构建及实证研究”（2023C0CRC07）的研究成果。

本教材在编写过程中直接或间接参考引用了国内外许多专家、学者的著述，教材中的案例选自全国各地优秀一线婴幼儿教育保育工作者的实践经验总结，在此一并表示由衷的感谢与深深的敬意！我们热切地希望本教材能够满足家庭以及托育、早教机构照护和培养婴幼儿的需要。由于编写时间仓促、编者经验有限，教材中的疏漏和不妥之处在所难免，敬请广大同行、专家、师生和读者不吝赐教，批评指正。

编 者

目录

项目一 婴幼儿营养与喂养概述

学习目标

知识目标

1. 了解婴幼儿营养的意义、来源和婴幼儿喂养的分类。
2. 了解婴幼儿喂养中常见的问题。
3. 掌握婴幼儿喂养的注意事项及育婴员的喂养要求。

能力目标

1. 能够正确地选择和搭配婴幼儿的食物，保证营养均衡。
2. 能够处理婴幼儿喂养中的常见问题，如大便不正常、厌食拒食等。
3. 能够根据婴幼儿的个体差异进行科学的喂养。

素质目标

1. 培养对婴幼儿的关爱之心，关注其健康成长。
2. 培养科学素养，在婴幼儿喂养过程中能尊重并自觉运用科学知识。

思维导图

- 婴幼儿营养与喂养概述
  - 认知婴幼儿营养与喂养
    - 婴幼儿营养的意义
    - 婴幼儿营养的来源
    - 婴幼儿喂养的分类
    - 婴儿喂养常见问题
  - 婴幼儿喂养及喂养岗位能力的要求
    - 婴幼儿喂养的注意事项
    - 育婴员喂养要求

情境导入

欢欢快1岁了，由于妈妈觉得其他的食物都没有母乳健康，所以至今都没有给欢欢添加辅食，还是依靠母乳喂养的方式。隔壁家的乐乐从半岁起就开始适当添加辅食了，两人明明是同岁，但是欢欢看起来却比乐乐小很多的样子。欢欢妈妈看见了不禁疑惑，难道是因为母乳没有其他食物营养丰富吗？

问题： 母乳是否营养丰富？

点评： 母乳确实是婴儿最好的营养来源，但是随着婴幼儿年龄的增长，母乳中的营养渐渐地会跟不上婴幼儿的需要，这时就要通过添加辅食来保证婴幼儿的营养摄入，从而促进婴幼儿健康成长。欢欢快1岁了都没有吃辅食，光靠母乳已无法满足其营养需求，导致生长发育落后于同龄人。欢欢妈妈应尽快为欢欢添加辅食，保证欢欢能够摄入充足的营养。

学习任务一　认知婴幼儿营养与喂养

【热身思考】

1. 婴幼儿营养具有什么重要意义？
2. 婴幼儿喂养的方式有哪些？

【任务探索】

利用网络搜索婴幼儿需要补充哪些营养以及这些营养的摄入途径，并在表1－1中列出。

表1－1　婴幼儿营养需要

营养名称	摄入途径
1.	
2.	
3.	
4.	

续表

营养名称	摄入途径
5.	
6.	

【学习支持】

一、婴幼儿营养的意义

相较于成人，婴幼儿需要更多的营养和能量来支撑他们维持生命需要和进行正常的生长发育。在这一阶段如果营养摄入不够充足，很可能导致婴幼儿生长发育受阻，甚至停滞，更有甚者会影响其成年后的健康。

婴幼儿是指从出生到 3 岁的儿童，其中，从出生到 1 岁称为婴儿，从 1 岁到 3 岁称为幼儿。营养强调的是营养素的充足和均衡。生命最初的 1 000 天是非常重要的阶段，良好的营养能够促进婴幼儿健康成长，并且为其一生的身心健康奠定良好的基础。因此，照护者重视并科学保障婴幼儿营养可以有效地起到减少和预防婴幼儿营养不良与疾病发生的作用。

二、婴幼儿营养的来源

因为婴幼儿体内的营养素储存是有限的，再加上适应能力较差，若是某种营养素缺乏或消化功能紊乱，婴幼儿的发育过程就会受到一定的影响，比如：出现佝偻病，这是缺乏维生素和钙导致的；出现唇干裂和口角炎，这是缺乏维生素 B_2 导致的；出现甲状腺肿大症，这是缺乏碘元素导致的；等等。所以，在满 6 月龄后就要开始给婴幼儿额外添加适当的食物，以补充各种营养素，并且要开始注重铁元素的补充。

一般婴幼儿满 6 月龄就可以开始在其饮食中添加部分水果，最好是每天都有适当的水果摄入，如果选择的是果汁的形式，每次的摄入量以不超过 120mL 为宜，并且建议摄入纯果汁或者只是适当稀释的果汁，尽量避免给婴幼儿饮用含果汁的饮料。这一阶段，婴幼儿的饮食开始丰富起来，在多补充营养的同时要格外注意烹饪的方式。同时，由于脂肪是婴幼儿的主要能量来源，所以 2 岁以内婴幼儿饮用的牛奶建议选择全脂牛奶。特别要注意的是，蜂蜜易被肉毒杆菌污染，所以 1 岁以内婴儿都不建议食用蜂蜜。

每个阶段婴幼儿的营养需求不同，因此我们除了要了解婴幼儿在不同阶段的不同营养需求，还需要了解该如何补充这些营养。表 1－2 所示是 6 月龄后婴幼儿所需营养素的膳食来源。

表 1－2　6 月龄后婴幼儿所需营养素的膳食来源

营养素	膳食来源
蛋白质	肉类（畜、禽、鱼）、蛋、动物肝、乳类、大豆、坚果、谷类、薯类
脂肪	动物油、植物油、奶油、蛋黄、肉类、鱼类
碳水化合物	米面食品、谷类、乳类、豆类、水果、蔬菜
维生素 A	动物肝、乳类、绿色及黄色蔬菜、黄色水果
维生素 D	海鱼、动物肝、蛋黄、奶油
维生素 E	油料种子、植物油
维生素 B_1	动物内脏、肉类、豆类、花生
维生素 B_2	动物肝、肾、心脏，乳类，蛋
维生素 B_6	豆类、肉类、动物肝、鱼类
维生素 C	新鲜蔬菜、水果
叶酸	动物肝与肾、蛋、绿色蔬菜、花菜、酵母
钙	乳及其制品、海产品、豆类
铁	动物肝、动物全血、肉类、蛋
碘	海产品、海盐
锌	牡蛎、动物肝、肉类、蛋
硒	动物肝与肾、肉类、海产品

三、婴幼儿喂养的分类

（一）母乳喂养

婴幼儿最好的食物就是母乳，母乳喂养也是最为常见的婴幼儿喂养方式。所谓母乳喂养，是指婴幼儿仅仅以母乳作为唯一的食物，特别需要补充的药物、维生素和矿物质补充剂除外。而由于母乳中大部分成分都是水，因此母乳喂养的婴幼儿在 6 月龄内不用刻意补充水，即使在炎热天气下也不例外。

1. 母乳喂养的好处

（1）母乳中富含婴幼儿所需要的乳糖，这是其他乳制品所不能比拟的；

（2）母乳中含有维生素和乳铁蛋白，乳铁蛋白可以使需铁有害细菌的生长受到抑制；

（3）对于母亲而言，母乳喂养不仅能促进母亲产后子宫的恢复，还可降低乳腺癌和卵巢癌的发病率；

（4）母乳中的铁虽然含量不多，但是易被婴幼儿吸收，吸收率可达 50%；

（5）母乳中的钙、磷比例合适，容易吸收。

2. 母乳喂养的步骤

母乳喂养的步骤如图 1－1 所示。

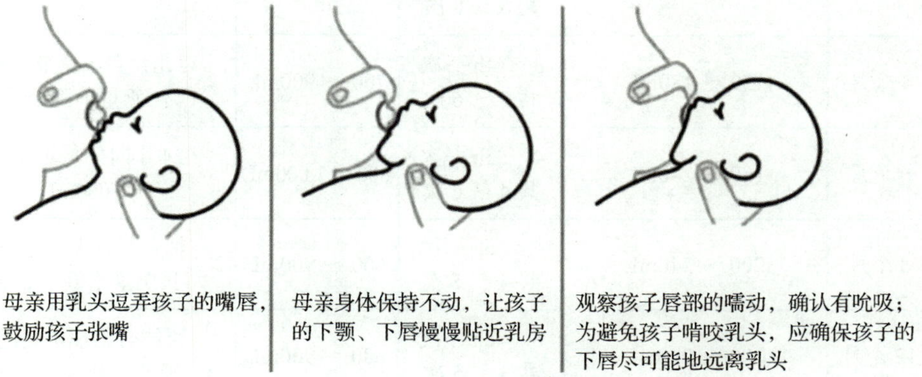

图 1－1　母乳喂养的步骤

3. 母乳喂养的注意事项

（1）应当采取两侧乳房先后交替的顺序喂养。婴幼儿吮吸乳头的时间不宜过长，每次哺乳时间以大约 20 分钟为宜。

（2）不能让婴幼儿含着乳头入睡，防止乳头皲裂，以及新生儿窒息。

（3）应当遵循早开奶、按需哺乳的原则，没有固定的时间和次数的限制，若母亲感觉乳房胀满或是婴幼儿睡眠超过 3 小时，就可以唤醒孩子喂奶。

（二）配方奶喂养

虽然母乳喂养是最常见的喂养方式，但是如果由于某些特殊原因无法进行母乳喂养，也可以采用配方奶喂养的方式。婴幼儿配方奶喂养的量，需要根据婴幼儿的身体发育情况及不同阶段进行调整。

1. 配方奶喂养参考数据

（1）看婴幼儿体重。可以根据婴幼儿的体重来判断一顿所需要的奶量，具体计算方法是：千克数 ×20＝所需奶量。例如，一名婴儿体重 7 千克，则 7×20＝140mL，所以这名婴儿一顿所需要的奶量为 140mL。

（2）不同月龄婴幼儿配方奶奶量参考如表 1－3 所示。

表 1－3　不同月龄婴幼儿配方奶奶量参考

月龄	奶量 / 次	喂养频率	总奶量 / 天	注意事项
15 天内	1～3 天：5～15mL 4～7 天：25～50mL 8～15 天：60～90mL	1～3h 一次 共 8～12 次	按需喂养	亲喂：按需喂养，一次睡觉超过 3 小时即叫醒婴儿喝奶
16～30 天	60～120mL	2～4h 一次 共 8～10 次	500～600mL	按需喂养，奶粉消化慢；亲喂次数比奶粉喂养次数多
1～2 个月	120～150mL	3～4h 一次 共 6～8 次	600～800mL	养成有规律的喂养习惯
3～4 个月	150～180mL	3～4h 一次 共 5～6 次	700～900mL	婴儿会自己调节奶量，奶量不固定
5～6 个月	180～240mL	4～5h 一次 共 4～6 次	800～1 000mL	24 小时奶量不超过 1 000mL
7～8 个月	200～240mL	4～6h 一次 共 4～5 次	600～900mL	辅食每日 1～2 次，每日奶量不低于 600mL
9～12 个月	200～240mL	6～8h 一次 共 3～5 次	600～900mL	可能会出现厌奶期，喂奶次数逐渐减少
13～24 个月	200～240mL	6～8h 一次 共 2～3 次	400～600mL	辅食为主，奶为辅；量够即可
25～36 个月	200～240mL	12h 一次 共 1～2 次	400～600mL	只要幼儿喜欢喝可以一直喝，正餐跟大人一样即可

2. 判断奶量是否足够

（1）看体重。一般情况下，足月儿在 0～1 月龄体重会增长 1～1.5kg；出生满 3 个月时，体重会增长到出生时的 2 倍左右；满 12 月龄时，体重会增长到出生时的 3 倍左右。如果体重围绕正常范围波动，就代表喂养充足。

（2）看尿量。一般而言，婴幼儿的小便颜色是浅黄色，整体呈现清亮液体状态。而如果小便颜色为橘色或呈现粉色结晶状态，就代表水分摄入过少，也就说明需要补充更多的奶。

（三）辅食喂养

为满足婴幼儿的生长发育需要，除奶类之外，还需要适时为婴幼儿添加辅食。

首先给婴幼儿引入的辅食应当以高铁食物为主，米粉可以作为最先给婴幼儿引入的辅食，在婴幼儿食用米粉时还可以用母乳或配方奶进行调配。逐渐从糊状食物过渡到固体食物，开始引入固体食物时，每新增一种食物都要观察婴幼儿是否适应。逐渐在婴幼儿的饮食中添加水果、蔬菜和肉类等。

四、婴幼儿喂养常见问题

（一）大便不正常

大便不正常现象多出现在婴儿期。

1. 大便的次数

母乳喂养的婴儿，一天的大便次数为 5 ～ 6 次，只要不出现水泻现象都是正常的。有时候也可能每两天才解一次，这种情况下只要婴儿的大便是柔软的，并且解便时无困难又无腹胀就属于正常现象。配方奶喂养的婴儿，只要大便是软的，每 2 ～ 3 天解一次也正常。

2. 大便的颜色和形状

婴儿大便的特点为糊状、黄色并且水分不多。有时大便中出现少许黏液或小乳块，甚至带有少许残渣都是正常的。偶尔会出现大便呈绿色的情况，这可能与胆红素代谢异常有关，不一定是病态所致。婴儿大便异常情况具体如图 1 - 2 所示。

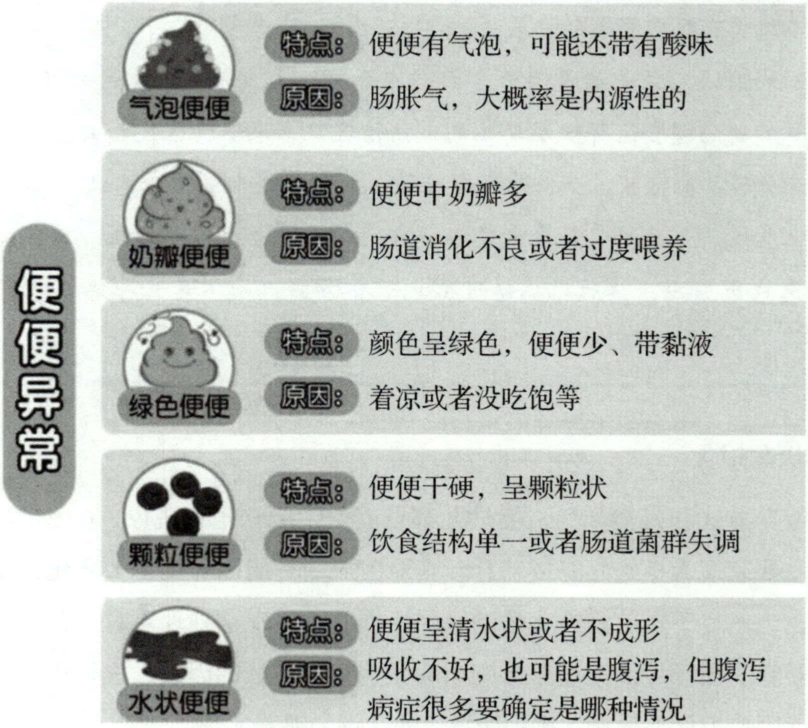
便便异常
气泡便便
特点：便便有气泡，可能还带有酸味
原因：肠胀气，大概率是内源性的
奶瓣便便
特点：便便中奶瓣多
原因：肠道消化不良或者过度喂养
绿色便便
特点：颜色呈绿色，便便少、带黏液
原因：着凉或者没吃饱等
颗粒便便
特点：便便干硬，呈颗粒状
原因：饮食结构单一或者肠道菌群失调
水状便便
特点：便便呈清水状或者不成形
原因：吸收不好，也可能是腹泻，但腹泻病症很多要确定是哪种情况

图 1 - 2　婴儿大便异常情况

3. 发生大便不正常时的做法

不少新手家长一遇到孩子大便不正常就过度恐慌，甚至立即开始给孩子忌口，减少其每日的奶量，这是不对的。当出现大便异常的现象时，可以先寻找原因，大多数情况下并不是因为孩子生病了，而是由于消化功能一时紊乱，这时只要微调喂养方式并且适当控制饮食量即可，不该进行忌口禁食，通常情况下 2 ～ 3 天即可恢复。

案例评析

案例：小丽，9 个月大，最近父母开始给她添加辅食。某日，小丽的大便比平时稀，颜色也偏绿。小丽的父母看到后非常担忧，以为小丽是食物过敏或肠胃有问题。他们决定暂停所有辅食，只给小丽喝奶。但两天过去了，小丽的大便情况并未改善。

评析：当小丽出现大便异常时，父母首先应该找出原因。大便偏稀和颜色偏绿，可能是因为食物中的某些成分导致消化不完全，或者是一次性吃了太多某种食物，而非食物过敏。

父母不应该立即停止所有辅食的喂养，这样做可能会导致小丽的营养不均衡，因为母乳或配方奶并不能提供所有必要的营养素。此外，不添加辅食也可能影响婴儿咀嚼和吞咽能力的发展。

正确的做法应该是微调喂养方式，例如暂时减少不易消化的食物的摄入量，或暂停添加新的辅食，并观察婴儿的大便情况。如果 2 ～ 3 天后大便情况没有改善，或者出现其他症状，如发热、呕吐等，才需要寻求医生的建议。

综上所述，小丽的父母在大便不正常问题的处理上过于急躁、反应过度。他们应该先找出原因，然后根据情况微调喂养方式，而不是立即停止所有辅食的添加。

（二）厌食拒食

不论喂养方式和月龄如何，婴幼儿都可能发生厌食拒食现象，6 ～ 7 月龄婴儿最常出现，主要表现为拒绝吃奶或辅食。其原因可能是周围环境发生变化，婴幼儿一时难以适应，当然也不排除隐性疾病的原因。因此，出现这种现象时，首先要排除疾病因素，再观察有无环境的改变等影响婴幼儿情绪和食欲的因素，进行适当的处理。大多数生理性厌食拒食是喂养方式错误导致的，例如喂养太凌乱。

学有所思

1. 婴幼儿的喂养方式有哪些？

2. 婴幼儿大便不正常时应如何处理？

拓展知识

辅食的重要性

全国儿童营养状况调查数据显示，我国婴幼儿每至需要添加辅食的年龄段，营养不良发生率都会迅速上升，农村地区尤为明显。几十年来，我国婴幼儿缺铁性贫血发病率持续处于较高水平，贫困地区尤为突出，而且存在一定比例的生长迟缓等长期营养缺乏导致的问题，这与辅食质量差，喂养不科学、不合理等密切相关。由于传统辅食中的能量和营养素密度较低，儿童不但易患营养不良和传染病，死亡的风险也较高。因此，早期实施营养干预，提供婴幼儿辅食营养补充品，有助于改善较大婴儿和幼儿的营养与健康状况，预防营养缺乏。我国已完成的多项干预试验结果证明，以家庭为基础的辅食营养补充品的合理应用，是预防婴幼儿营养不良切实可行的有效措施，尤其是自国家在贫困地区免费提供和推广营养包以来，我国 6～24 月龄婴幼儿贫血和营养不良率显著下降。

资料来源：中华预防医学会儿童保健分会．婴幼儿喂养与营养指南［J］．中国妇幼健康研究，2019，30（4）：392-417.

学习任务二　婴幼儿喂养及喂养岗位能力的要求

【热身思考】

1. 如何进行婴幼儿喂饱判断？
2. 育婴员对婴幼儿的生长监测主要包括哪些指标？

【任务探索】

利用网络搜索婴幼儿喂养的注意事项，并在表 1－4 中列出。

表 1－4　婴幼儿喂养的注意事项

注意事项	具体分析
1.	
2.	
3.	
4.	
5.	
6.	

【学习支持】

一、婴幼儿喂养的注意事项

（一）饱足喂养

婴幼儿需要充分的营养来保证身体健康和生长发育，照护者需要控制喂食时间和喂食量，避免过度喂养。饱足喂养指的是根据婴幼儿所处的年龄阶段和体重，喂以适当的量，同时喂养还要注意喂养周期规律和分量，使婴幼儿饱足即可。这里所强调的是我们要抛去经验主义和感觉思维，科学喂养。

（二）婴儿喂饱判断

1. 观察婴儿的吞咽动作和状态

婴儿吸允得慢而深，可以看到吞咽的动作，听到吞咽的声音，吃完奶后会有明显的满足感，进而安静入睡，并且不哭不闹直到下一次吃奶，就可以认定婴儿已经吃饱了；婴儿的吞咽动作快而急，很费劲，并且睡不到 1 ～ 2 小时又醒来哭闹，这通常是婴儿没有吃饱的体现。

2. 观察婴儿的排便次数和颜色

如果婴儿吃饱了，其一天的小便量通常是六次及以上，如果不足五次或者量少，就说明没有喂饱。婴儿正常的大便应该为黄色软膏体，大便出现秘结、稀薄，发绿或是次数增多而排放量减少的情况，这也是婴儿没有吃饱的表现。

3. 观察婴儿体重增长的情况

从长期来看，如果每月体重增长在 600g 以上，则说明平时喂养充足。如果体重每周增长小于 125g，每月增长小于 300g，则说明婴儿平时没有吃饱，需要查找原因。

（三）吐奶

1. 吐奶现象

吐奶现象指的是婴幼儿在进食后会吐出部分或全部的食物。其典型症状为弓背、哭闹、发怒、咳嗽和食欲减退等，伴随症状为呛咳、面部青紫、发热、腹胀或腹泻，甚至会出现窒息，严重者会导致呼吸道和肠道疾病。吐奶频繁的婴幼儿还可能会出现脱水现象，精神状况也会越来越差。

吐奶主要分为病理性吐奶和生理性吐奶。病理性吐奶一般是由疾病造成的，比如感冒、消化道疾病，通常吐奶量较多，会伴有发热、腹痛、腹泻、咳嗽等症状。生理性吐奶属于正常现象，是婴幼儿胃容量小，胃与食管连接处关闭不紧，以及不正确的喂奶方式造成的。

2. 吐奶原因分析及措施

（1）吐奶有酸臭味。

原因分析：可能是由消化不良或肠炎引起的。如果婴幼儿腹胀或大便中有奶瓣，则可考虑是饮食过量导致的消化不良。

措施：减少喂养次数，延长喂养时间，轻轻按摩婴幼儿的腹部；如果还是没有改善，则要考虑患肠炎的可能。如果婴幼儿出现腹泻的症状，不要强行用药，应该及时就诊。

（2）频繁吐奶。

原因分析：可能是消化不良，或对蛋白、乳糖不耐受，或对某种药物过敏，或患有急性肠胃炎。

措施：一般先给婴幼儿禁食 3 ～ 4 个小时，让婴幼儿空腹以减轻肠胃压力。禁食期间，可以让婴幼儿喝少量温热水或是口服补液盐水。

（3）吐奶伴有腹泻、腹痛或发烧症状。

原因分析：多半是胃肠道感染。

措施：及时就诊，化验粪常规、血常规和 C－反应蛋白。

（4）奶水从嘴里流出。

原因分析：吃奶过多或太快，或吸入了大量的空气。

措施：喂养要适量，避免婴幼儿吃得过急。保持正确的哺乳姿势，在婴幼儿吃奶后及时拍嗝。

（5）吐奶有黄色胆汁样或是咖啡渣样物质。

原因分析：可能是喂养不当或幽门痉挛，也可能是呼吸道感染产生的分泌物随奶吐出。

措施：这不是正常的吐奶现象，应该及时去医院检查。

（6）喷射状大口吐奶。

原因分析：喷射状的、量较多的吐奶，多由新生儿食管、胃、幽门等消化道不通畅或者功能障碍所致。

措施：如果是偶发性的喷射状吐奶，照护者要保持正确的喂养；若频繁出现喷射状吐奶且在吐奶前伸脖子、张嘴并且眉头紧锁，照护者则要提高警惕。

（7）吐奶有痰性黏液。

原因分析：可能是上火导致的喉咙黏膜分泌液，也可能是胃内黏液。

措施：观察婴幼儿嗓子是否红肿，以及是否有咳嗽的情况，如果是上火、炎症引起的要先给婴幼儿消炎。如果是胃内黏液，喂奶时要注意少量多次，不要太急太快，喂奶后不要让婴幼儿过于激动。

（8）吐奶有血。

原因分析：可能是母亲的乳头破裂出血，也可能是婴幼儿喉咙黏膜出血。

措施：如果频繁出血，可能是出现了喉咙黏膜等处的损伤，应及时到医院进行消炎抗菌治疗。另外，母亲要保护好乳头。

（9）吐奶像豆腐渣。

原因分析：婴幼儿吸入的奶液已经进入胃肠道，并且和消化液发生了反应，奶里的蛋白质成团，吐出来就像豆腐渣，还有酸味。

措施：多给婴幼儿喝温开水，用手掌顺时针按摩婴幼儿的腹部，加快其胃肠道蠕动，还可以配合服用益生菌，调节胃肠道菌群。

案例评析

案例：小强，3个月大，经常出现吐奶的情况。一开始，父母以为是喂奶过多的原因，于是尝试减少每次的喂奶量。但尽管如此，小强仍然频繁地吐奶，有时候吐出的奶有酸臭味，有时候则是豆腐渣状。父母开始担心小强是否有严重的健康问题。

评析：小强的父母在应对小强吐奶问题时，首先尝试调整喂奶量，这是正确的做法。同时，他们需要进一步观察和了解小强吐奶的具体情况，以便更准确地判断原因。

首先，吐出的奶有酸臭味，说明小强可能是消化不良。在这种情况下，可以尝试减少喂奶次数，延长喂奶时间，并轻轻按摩婴儿的腹部来缓解症状。如果症状持续，则需要考虑是否患了肠炎，这时应咨询医生并考虑使用抗生素进行治疗。

其次，吐出的奶呈豆腐渣状，说明奶液已经在胃肠道内与消化液发生了反应。这时可以多给婴儿喝温开水，同时通过按摩婴儿的腹部来促进胃肠道蠕动，还可以考虑给婴儿补充一些益生菌，以调节胃肠道菌群。

此外，如果吐奶伴有腹泻、腹痛或发烧等症状，可能是胃肠道感染的表现，这时应立即就诊，进行粪常规、血常规和C－反应蛋白的检查。

因此，对于小强吐奶的问题，父母需要仔细观察并注意其具体表现。除了调整喂奶量外，还应注意小强是否有其他症状出现。如果症状持续或加重，应及时咨询医生以获取专业的诊断和治疗建议。同时，保持良好的哺乳习惯和饮食管理对缓解吐奶问题也有所帮助。

二、育婴员喂养要求

（一）婴幼儿喂养及饮水

1. 婴幼儿喂养

育婴员需要了解婴幼儿的饮食习惯和营养需求，制订科学的饮食计划，确保婴幼儿的营养均衡。婴儿在出生后前6个月内应仅喝母乳或配方奶。这是因为在这段时间内，婴儿的消化系统还未完全发育，不能够消化固体食物，母乳和配方奶能够提供他们所需的营养和水分。6个月后，可以逐渐为婴幼儿添加辅食。育婴员应该选择适合婴幼儿年龄的食物，例如软糯易咀嚼的米粉、糊状的蔬菜和水果泥等。这些食物不仅容易消化，而且能够为婴幼儿提供所需的营养。

2. 婴幼儿饮水

育婴员需要保证婴幼儿饮水的安全性和卫生性，避免使用含有有害物质的水源。另外，育婴员需要注意不要在水中添加盐、糖等调料。因为婴幼儿的肾脏和肝脏还不够成熟，不能够有效地处理这些物质，会对他们的健康造成不利影响。0～6个月婴儿可以通过母乳或配方奶获得足够的水分，不需要额外饮水。6个月后婴幼儿应适量饮水，但不要过量。如果婴幼儿喝水过多，会影响他们的食欲，导致缺乏所需的营养。0～36月龄婴幼儿每日需水量如表1－5所示。

表 1－5　0 ～ 36 月龄婴幼儿每日需水量

月龄	需水量	频率	来源
0 ～ 6	700mL	按需喂养	母乳或配方奶
7 ～ 12	900mL	每次 50mL	母乳或配方奶、白开水
13 ～ 36	1 300mL	每次 50 ～ 100mL	牛奶、白开水、蔬果

注：（1）以上建议参考《中国居民膳食营养素参考摄入量（2023 版）》；（2）"需水量"，包含婴幼儿每日从奶（母乳、配方奶、牛奶等）及水果、蔬菜、辅食中摄入的水分，而不是单指每日喝水量。

（二）日常生活照料

1. 生长监测

育婴员需要对婴幼儿的生长情况进行监测，及时发现问题并进行处理。监测内容主要是婴幼儿的身高、体重、头围等指标，通过监测可以及时发现婴幼儿的生长发育情况是否正常，并采取相应的措施，调整喂养方案，确保婴幼儿得到充分的营养和护理。生长监测表如表 1－6 所示。

表 1－6　生长监测表

时间	身高	体重	头围
第一周			
第二周			
第三周			
第一月：			

2. 喂养护理

育婴员需要了解常见的婴幼儿疾病和药物的使用方法，并且能遵照医嘱给婴幼儿正确地喂药。育婴员要具备一定的医学知识，能够根据婴幼儿的身体状况和病情采取适当的护理措施，能够识别和处理常见的疾病与紧急情况。此外，育婴员还要密切关注婴幼儿的身体反应，以及是否有不良反应出现。

3. 教育

育婴员需要具备基本的教育知识，能够引导婴幼儿进行基本的语言、认知、运动等方面的训练，促进婴幼儿的健康成长。同时，育婴员还需要为家长提供有关育婴与喂养的教育和指导，帮助家长更好地照顾婴幼儿。育婴员可以提供的教育内容如下：

第一，母乳喂养的重要性。母乳喂养可以提供婴幼儿所需的营养和免疫保护，并有助于母婴之间建立亲密关系。育婴员可以向家长介绍母乳喂养的好处，并提供一些技巧和建议，以帮助母亲更好地进行母乳喂养。

第二，辅食的引入。当婴儿到了适合引入辅食的年龄时，育婴员可以向家长提供一些引入辅食的建议和指导，包括何时引入、如何选择和准备辅食、如何逐步增加辅食种类和数量等。

第三，安全问题。育婴员需要教给家长一些有关婴幼儿安全的知识和技能，包括防止窒息、防止烫伤、防止跌倒等。此外，育婴员还需要向家长介绍一些紧急情况的应对措施，例如如何进行心肺复苏等。

学有所思

如果你是一名育婴员，你该如何做好教育方面的工作？

拓展知识

育婴员（三级 / 高级工）的部分工作要求

育婴员（三级 / 高级工）的部分工作要求如表 1－7 所示。

表 1－7 育婴员（三级 / 高级工）的部分工作要求

职业功能	工作内容	技能要求	相关知识要求
1. 生活照料	1.1 喂养	1.1.1 能发现哺乳期各阶段出现的问题 1.1.2 能指导婴幼儿龋齿的预防和处理	1.1.1 哺乳期常见问题的相关知识 1.1.2 婴幼儿龋齿的相关知识 1.1.3 食物过敏的相关知识
	1.2 进餐与食品制作	1.2.1 能进行营养气氛的创设和营养行为的指导 1.2.2 能培养良好的饮食习惯	1.2.1 营养行为与营养气氛的相关知识 1.2.2 婴幼儿进餐环境创设的必要性 1.2.3 婴幼儿饮食习惯养成教育相关知识

续表

职业功能	工作内容	技能要求	相关知识要求
1. 生活照料	1.3 营养配餐与食谱编制	1.3.1 能制定 4～6 个月婴儿一周食谱 1.3.2 能制定 7～12 个月婴儿一周食谱 1.3.3 能制定 13～18 个月幼儿一周食谱 1.3.4 能制定 19～24 个月幼儿一周食谱 1.3.5 能制定 25～36 个月幼儿一周食谱 1.3.6 能列出适合婴幼儿的食疗食谱	1.3.1 婴幼儿消化功能的基本特点 1.3.2 营养素的相关知识 1.3.3 平衡膳食的原则与要求 1.3.4 婴幼儿食谱编制的注意事项 1.3.5 婴幼儿食育理论 1.3.6 婴幼儿食疗的相关知识
	1.4 环境创设与清洁消毒	1.4.1 能针对常见传染病进行婴幼儿生活环境的预防性消毒 1.4.2 能对传染病婴幼儿的衣服、被褥、便器、用品进行消毒 1.4.3 能处理传染病婴幼儿的排泄物	1.4.1 预防性消毒的相关知识 1.4.2 传染病消毒的相关知识
2. 保健与护理	2.1 特殊婴幼儿保健	2.1.1 能针对婴幼儿动作、认知、语言、情绪和社会性异常表现制定指导方案 2.1.2 能识别婴幼儿的心理发育状况	2.1.1 婴幼儿神经发育的相关知识 2.1.2 婴幼儿心理发展的相关知识 2.1.3 影响婴幼儿心理健康的因素
	2.2 常见症状与护理	2.2.1 能为婴幼儿常见病进行护理 2.2.2 能为婴幼儿慢性病恢复期进行护理 2.2.3 能为传染病期婴幼儿进行护理 2.2.4 能为残障婴幼儿进行护理	2.2.1 婴幼儿呼吸道疾病的相关知识 2.2.2 婴幼儿呼吸道疾病的护理要求与注意事项 2.2.3 婴幼儿消化道疾病的相关知识 2.2.4 婴幼儿消化道疾病的护理要求与注意事项 2.2.5 慢性病、传染病、残障特殊婴幼儿护理要求与注意事项
3. 健康与管理	3.1 预防伤害与急救	3.1.1 能为骨折婴幼儿进行初步处理 3.1.2 能为溺水婴幼儿进行初步处理 3.1.3 能为中毒婴幼儿进行初步处理	3.1.1 婴幼儿骨折处理流程与注意事项 3.1.2 婴幼儿溺水初步处理的注意事项 3.1.3 婴幼儿中毒类型及处理流程

续表

职业功能	工作内容	技能要求	相关知识要求
3. 健康与管理	3.2 健康与指导	3.2.1 能发现婴幼儿口腔发育异常（唇腭裂、高鄂弓、诞生牙）、龋齿、视力低常或听力异常 3.2.2 能识别婴幼儿不同体质及辨体施养 3.2.3 能为婴幼儿进行初步推拿	3.2.1 婴幼儿口腔发育知识 3.2.2 不同体质辨识及喂养指导知识 3.2.3 小儿推拿手法及辨证知识
	3.3 心理与行为观察	3.3.1 能针对婴幼儿发展水平制定个性化指导方案 3.3.2 能配合专业医生对婴幼儿常见发育偏离进行矫正、训练与家庭指导	3.3.1 婴幼儿气质类型知识 3.3.2 婴幼儿个性化指导原则、内容与方案策略 3.3.3 自然矫正和训练的方法

模拟测试

一、选择题

1. 母乳是婴幼儿最好的食物，主要因为它富含哪种营养素？（ ）

A. 蛋白质　　B. 脂肪

C. 乳糖　　D. 维生素

2. 下列哪种食物不是6月龄婴儿辅食的推荐食物？（ ）

A. 米粉　　B. 果汁

C. 蜂蜜　　D. 菜泥

3. 母乳喂养的好处不包括以下哪一项？（ ）

A. 降低母亲患乳腺癌的风险　　B. 增强婴幼儿免疫力

C. 促进婴幼儿智力发育　　D. 促进母子情感交流

4. 婴幼儿添加辅食后，大便颜色偏绿通常是因为什么？（ ）

A. 消化不良　　B. 肠炎

C. 胆液在肠道未转化成胆黄素　　D. 食物过敏

5. 婴幼儿在添加辅食后，大便次数减少且干硬，可能是哪种情况导致的？（ ）

A. 水分摄入不足　　B. 辅食添加过多

C. 蛋白质摄入过多　　D. 脂肪摄入过多

6. 婴幼儿营养与喂养的概念强调的是哪一方面的重要性？（ ）

A. 婴幼儿的智力发展　　B. 营养素的充足和均衡

C. 婴幼儿的情感需求　　D. 婴幼儿的睡眠质量

7. 下列哪种维生素在母乳中含量较低，需要额外补充？（　　）

A. 维生素 A　　B. 维生素 D

C. 维生素 C　　D. 维生素 E

8. 关于按需喂养，以下说法错误的是（　　）。

A. 根据婴幼儿需求调整喂养次数　　B. 避免过度喂养

C. 每天固定时间喂养　　D. 有助于建立良好的母婴关系

9. 婴幼儿添加辅食后，哪种情况需要立即就医？（　　）

A. 轻微腹泻　　B. 大便颜色偏绿

C. 频繁呕吐并伴有发热　　D. 辅食拒食

10. 关于婴幼儿生长监测，以下哪项指标不是常规监测内容？（　　）

A. 身高　　B. 体重

C. 头围　　D. 智力发展水平

二、判断题

1. 母乳喂养的婴儿在 6 个月内不需要额外补充水分。（　　）
2. 辅食添加初期，应该首选富含蛋白质的食物。（　　）
3. 母乳喂养时，婴儿应含着乳头入睡以增强安全感。（　　）
4. 6 月龄后的婴幼儿可以开始添加少量盐以增加食物口感。（　　）
5. 婴幼儿生长监测中，体重增长是评估营养状况的重要指标之一。（　　）
6. 辅食添加应从稀到稠、由少到多，逐步过渡。（　　）
7. 婴儿出现喷射状吐奶应立即送往医院。（　　）
8. 育婴员需要为家长提供有关育婴和喂养的教育和指导。（　　）

三、简答题

1. 简述母乳喂养的好处。
2. 在喂养婴幼儿的过程中，如何判断婴幼儿是否吃饱？请列举至少三种方法。

【学习笔记】

我的收获：

______

______

______

______

我的问题：

解决办法：

项目二 婴幼儿消化系统的特点

学习目标

知识目标

1. 了解消化系统的功能、食物的消化与吸收和婴幼儿需要的营养素等相关知识。

2. 理解婴幼儿消化系统发育的特点、婴幼儿消化系统常见的问题和婴幼儿营养吸收的相关知识。

3. 掌握婴幼儿消化系统照护和婴幼儿营养照护的要点。

能力目标

1. 具有婴幼儿消化系统照护的能力和婴幼儿营养照护的能力。

2. 能辨别婴幼儿消化系统常见的问题。

3. 能纠正婴幼儿不良的饮食习惯。

素质目标

1. 培养发现、分析和解决婴幼儿消化系统问题的能力，培养婴幼儿科学合理的饮食习惯。

2. 爱护婴幼儿，关心婴幼儿身体发育，增强促进婴幼儿健康成长的责任感，尊重生命。

思维导图

- 婴幼儿消化系统的特点
  - 婴幼儿消化系统发育
    - 消化系统的定义
    - 消化系统的功能
    - 婴幼儿消化系统发育的特点
    - 婴幼儿消化系统常见的问题
    - 婴幼儿消化系统照护要点
  - 婴幼儿营养吸收
    - 食物的消化与吸收
    - 口腔和胃肠的消化
    - 婴幼儿需要的营养素
    - 婴幼儿营养吸收的特点
    - 婴幼儿营养照护要点

情境导入

小明快3岁了，妈妈最近发现小明的食量有所增加，但吃完饭后经常会出现打嗝、胀气的现象。此外，小明的大便似乎也不太规律，时而干燥，时而稀软。妈妈非常担心小明的消化系统是否出现了问题。

问题：

（1）从小明的症状来看，你认为可能的原因是什么？

（2）应该如何调整小明的饮食以解决他消化系统的问题？

点评：

（1）婴幼儿的消化系统相较于成人更为敏感，胃酸的分泌量和消化酶的活性都较低，因此容易出现消化不良的现象。此外，婴幼儿的胃肠蠕动能力也相对较弱，容易导致食物在胃肠道内滞留过久，从而引发胀气、打嗝等问题。

（2）可以采取以下措施调整小明的饮食以解决他消化系统的问题：

1）确保饮食均衡。合理搭配蛋白质、脂肪和碳水化合物，多摄入新鲜蔬菜和水果，以增加膳食纤维的摄入，促进胃肠道蠕动。

2）控制食量。避免暴饮暴食，尽量让小明养成定时定量的饮食习惯，以免给消化系统带来过大负担。

3）适量补充水分。保证充足的水分摄入有助于软化粪便，预防便秘。

4）注意食物卫生。避免给小明食用过期、变质的食物，以免引发肠道感染。

5）适当运动。鼓励小明进行适当的户外活动，促进胃肠道蠕动，增强消化功能。

学习任务一　婴幼儿消化系统发育

【热身思考】

1. 婴幼儿为什么容易吐奶？
2. 婴幼儿应在什么时候养成良好的排便习惯？

【任务探索】

充分利用书库以及网络资源，搜索婴幼儿胃容量发育的相关信息，并填写表 2－1。

表 2－1 婴幼儿胃容量发育

月龄	饮食需求

【学习支持】

一、消化系统的定义

消化系统是人体八大系统之一，由消化道和消化腺两大部分组成。消化道包括口腔、咽、食管、胃、小肠（十二指肠、空肠、回肠）和大肠（盲肠、阑尾、结肠、直肠、肛管）等部分。临床上常把口腔到十二指肠的这一段称为上消化道，空肠及以下的部分称为下消化道。消化腺有小消化腺和大消化腺两种。小消化腺，如胃腺、肠腺等分散在消化道各部的管壁内；大消化腺包括三对大唾液腺（腮腺、舌下腺、下颌下腺）、肝脏和胰腺。人体消化系统结构如图 2－1 所示。

人体的主要消化腺及其功能如下：

（1）唾液腺。唾液腺分泌唾液淀粉酶，唾液淀粉酶将淀粉初步分解成麦芽糖。

（2）胃腺。胃腺分泌胃液，胃液将蛋白质初步分解成多肽。

（3）肝脏。肝脏分泌胆汁，储存在胆囊中，胆汁将大分子的脂肪初步分解成小分子的脂肪，称为物理消化，也称作“乳化”。

（4）胰腺。胰腺分泌胰液，胰液是对糖类、脂肪、蛋白质都有消化作用的消化液。

（5）肠腺。肠腺分泌肠液，肠液将麦芽糖分解成葡萄糖，将多肽分解成氨基酸，将小分子的脂肪分解成甘油和脂肪酸，也是对糖类、脂肪和蛋白质都有消化作用的消化液。

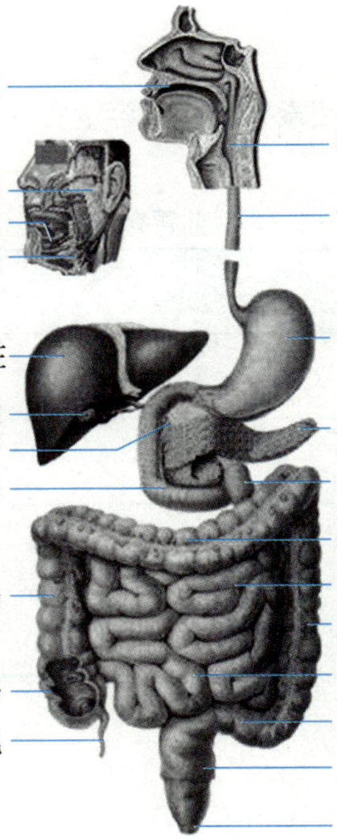

图 2-1 人体消化系统结构

二、消化系统的功能

消化系统的基本生理功能是摄取、转运、消化食物和吸收营养、排泄废物，简单来说就是食物的消化和吸收。消化系统通过对食物的消化和吸收，供给机体所需的物质和能量。食物中的营养物质除维生素、水和无机盐可以被直接吸收利用外，蛋白质、脂肪和糖类等物质均不能被机体直接吸收利用，需在消化道内被分解为结构简单的小分子物质，才能被吸收利用。食物在消化道内被分解成结构简单、可被吸收的小分子物质的过程就称为消化。这种小分子物质透过消化道黏膜上皮细胞进入血液和淋巴液的过程就是吸收。未被吸收的残渣部分，则通过大肠以粪便的形式排出体外。

（一）口腔与食管的功能

口腔是消化道和呼吸系统的入口，其内覆有黏膜层，位于两颊、舌下和颌下的唾液腺的腺管都开口于此。口腔的结构如图 2-2 所示。舌位于口腔底部，其功能是感知食物的味道和搅拌食物。口腔后下方是咽部。味觉相对较简单，仅能区别甜、酸、咸、辣和苦味，而嗅觉要复杂得多，可以区别各种差异微小的气味。

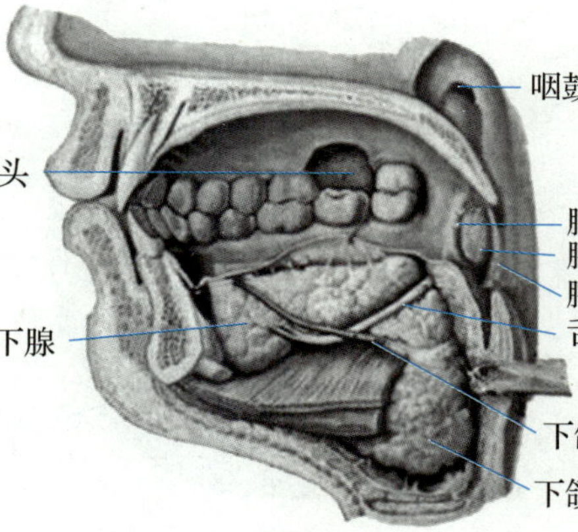

下颌下腺及舌下腺内侧面

图 2－2　口腔的结构

食物经前方的牙齿（切牙）切断和后面的牙齿（磨牙）嚼碎成为易于消化的小颗粒。唾液腺分泌的带有消化酶的唾液覆盖于这些颗粒表面，并开始消化。在未进食时，唾液的流动可洗掉部分能引起牙齿腐蚀和其他疾病的细菌。唾液中还含有一些抗体和酶，如溶菌酶，可分解蛋白质和直接杀灭一些细菌。

吞咽由主动开始，并自动持续下去。吞咽时，会厌向下盖住气管，以防止食物经气管进入肺脏，口腔顶的后部分（软腭）升高以防止食物进入鼻腔。

食管是消化道的一部分，它是属于上消化道的器官，是一条狭窄的肌性管道，连接着咽部和胃部，其内覆有黏膜层。食物在食管中的推进不是靠重力，而是靠肌肉有节律的收缩和松弛（称为蠕动）。食管具有良好的蠕动能力，可以帮助食物进入胃部，并且其上下两端都有括约肌，可有效地阻止胃酸、食物倒流。食管还具有研磨的作用，它能将我们吞咽的大块食物碾成细小的颗粒，这样就能促进食物的消化和吸收。食管是维持人体正常消化生理功能的关键部位，平时要注意保持食管的正常运动，尽量不吃辛辣刺激的食物，避免吃特别烫的食物。食物经过食管进入胃部，开始下一阶段的消化和吸收。

（二）胃的功能

胃是消化道中最膨大的部分，位于腹腔左上方。胃的上端与食管相通处叫贲门，下端与十二指肠相通处叫幽门。贲门收缩就像口袋扎紧了口，胃内的东西就不会倒流到口腔里。胃壁内表面为黏膜层，可分泌胃液。胃能暂时储存食物，并初步消化食物。胃的结构如图 2－3 所示。

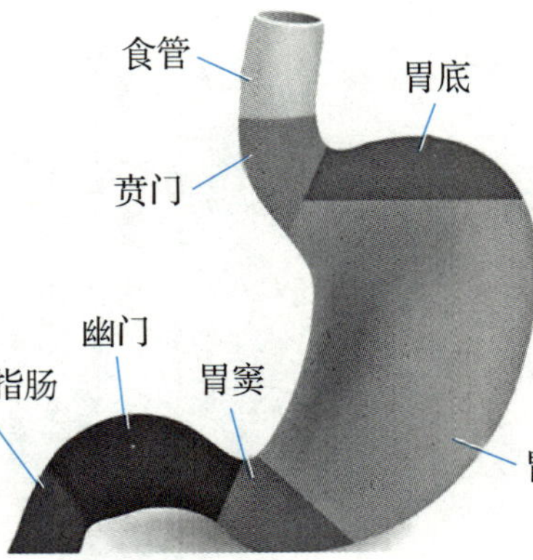

图 2－3 胃的结构

胃蛋白酶能初步分解蛋白质。胃酸是浓度很低的盐酸，能刺激胃蛋白酶的活性，帮助溶解食物，促进铁的吸收，并能杀菌和抑菌。胃排空时间与食物的性状有关。流质食物比固体食物排空快。碳水化合物排空约需 2 小时；蛋白质排空较慢，需 2 ～ 3 小时；脂肪需 4 ～ 6 小时才能排空；一般混合性食物的排空需 4 ～ 5 小时。胃排空后不久，即出现空胃运动，产生饥饿感。

胃是人体的主要消化器官，具有重要的生理功能，具体包括以下几点：

（1）储存食物的功能。进食时胃底和胃体部的肌肉产生反射性舒张，而幽门是关闭的，发挥其储存食物的功能，使得进入胃内的食物暂时停留在胃内进行消化。

（2）消化功能。胃通过分泌胃酸、胃蛋白酶原以及机械性收缩作用，将食物溶解、磨碎，并将这些经过初步消化研磨的食物推进到小肠中，进一步消化。

（3）吸收功能。胃具有一定的吸收功能，主要是吸收部分无机盐、水、葡萄糖、乙醇以及少量的蛋白质、药物等。

（4）分泌功能。胃可以分泌胃液、胃泌素、生长抑素等，对食物在胃中的消化及吸收有很关键的调节作用。

（5）防御功能。胃黏膜屏障可以起到保护作用，防止病原微生物及异物的侵入，同时胃酸也可以起到杀菌的作用。

（三）小肠的功能

小肠是消化道中最长的部分，小肠与胃相接的部分叫作十二指肠，这里有胰管和胆总管的开口，胰液和胆汁由此进入小肠。小肠内壁上有肠腺，可分泌小肠液。小肠内的消化液主要包括小肠液、胃液、胰液和胆汁，含有各种消化酶。食糜进入小肠后与消化液充分混合，进行进一步的消化和吸收。小肠的结构如图 2－4 所示。

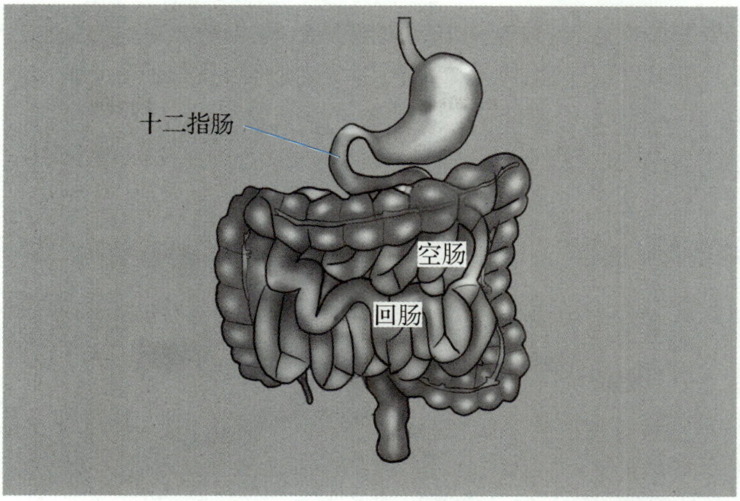

图 2－4　小肠的结构

（四）大肠的功能

经过小肠消化分解吸收后剩下的食物残渣进入大肠。大肠能暂时储存食物残渣，吸收其中的水分、无机盐和部分维生素，并能利用肠内某些物质合成维生素 K。食物残渣最后形成粪便，经大肠蠕动推送到直肠、肛门并排出体外。大肠的结构如图 2－5 所示。

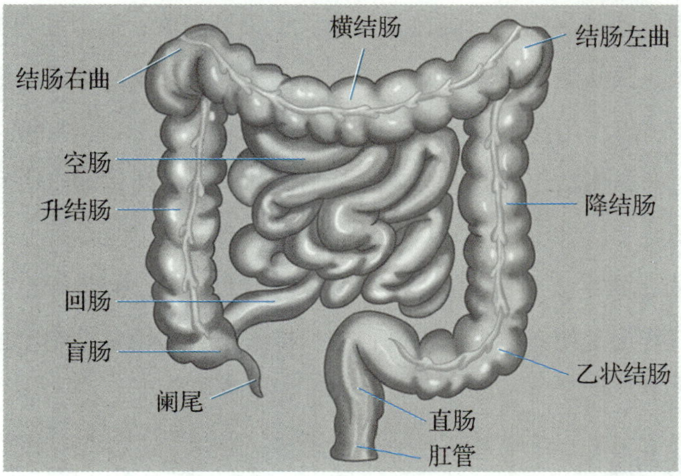

图 2－5　大肠的结构

直肠是肠管最末端的一段，上连乙状结肠，下止于肛门。由于粪便储存于降结肠内，故直肠腔通常是空的。当降结肠装满后，粪便就会排入直肠，引起便意。成人和年长儿童可忍住便意，一直到他们到达厕所。婴儿和年幼儿童则缺乏这种为推迟排便所必需的肌肉控制能力。肛管是连接直肠与肛门的肌性通道，肛门是消化道远端的开口，废物就经肛管由肛门排出体外。肛门部分由肠道延续而成，部分则由体表组成，包括皮肤。肛门内表面是肠黏膜的延续。肛门的环状肌肉（肛门括约肌）平常处于收缩状态，使肛门保持关闭。

（五）胰腺的功能

胰腺有两种基本的组织成分：分泌消化酶（胰酶）的胰腺腺泡和分泌激素的胰岛。消化酶进入十二指肠，而激素进入血液。胰腺的结构如图 2－6 所示。

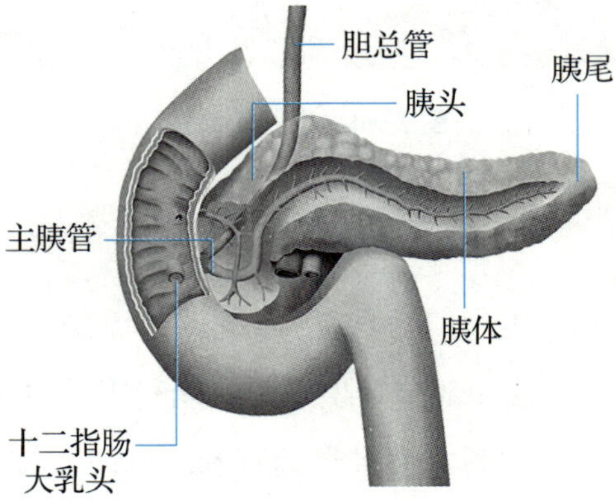

图 2－6　胰腺的结构

胰酶由胰腺腺泡分泌产生，再经各种小管汇集到胰管，后者在奥狄（Oddi）括约肌处并入胆总管，故胰酶与胆汁在此处汇合，再一并流入十二指肠。胰腺分泌的消化酶能消化蛋白质、碳水化合物和脂肪。分解蛋白质的酶是以无活性的形式分泌出来的，只有到达肠腔时才被激活。胰腺还分泌大量的碳酸氢盐，可以通过中和从胃来的盐酸来保护十二指肠。

胰腺分泌的激素主要有三种：胰岛素，其作用是降低血液中糖（血糖）的水平；胰高血糖素，其作用是使血糖水平升高；生长抑素，其作用是抑制上述两种激素的释放，调节血糖水平。

（六）肝脏的功能

肝脏是一个有着多种功能的大器官，仅某些功能与消化有关。肝脏的结构如图 2－7 所示。

食物的营养成分被吸收进入小肠壁，而小肠壁中有大量的毛细血管供血，这些毛

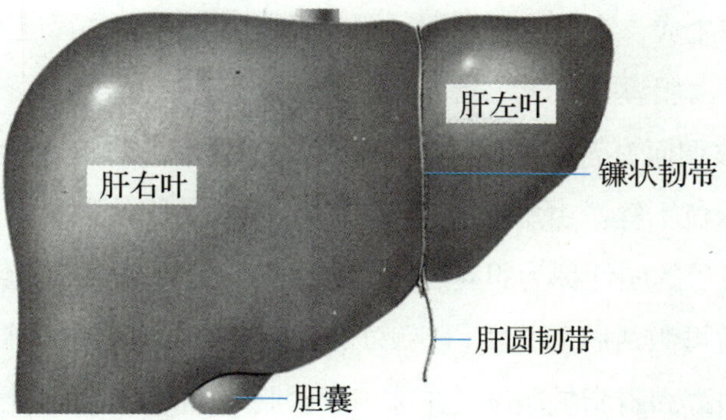

图 2－7 肝脏的结构

细血管汇入小静脉、大静脉，最后经门静脉进入肝脏。在肝脏内，门静脉分为许许多多细小的血管，流入的血液即在此进行处理。肝脏对血液的处理有两种形式：一种是清除从肠道吸收来的细菌和其他异物；另一种是进一步分解从肠道吸收来的营养物质，使其成为身体可利用的形式。肝脏高效率地进行着这两种身体所必需的处理过程，使富含营养物质的血液进入体循环。

肝脏产生的胆固醇占人体全身胆固醇的一半，另一半来自食物。肝脏产生的胆固醇大约 80% 用于制造胆汁。肝脏也分泌胆汁，储存于胆囊供消化时使用。胆汁本身无法起到消化作用，但它可以促进脂肪乳化，有利于脂肪的消化和吸收。

（七）胆囊的功能

胆囊起着浓缩和储存胆汁的作用。其位置如图 2－8 所示。胆汁流出肝脏后，经左、右肝管流入二者合并而成的肝总管，肝总管与来自胆囊的胆囊管汇合成胆总管，胰管就是在胆总管进入十二指肠处汇合到胆总管的。

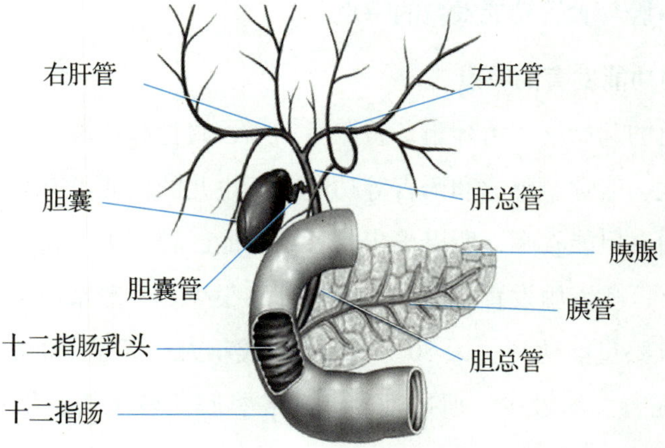

图 2－8 胆囊的位置

胆汁由肝细胞生成，在非消化期间，胆汁经肝总管和胆总管进入胆囊中储存起来；在消化期间，胆汁由胆囊排入十二指肠，参与小肠消化。

胆汁是一种浓稠而有苦味的液体。胆汁的颜色取决于其中胆色素的种类和浓度，可由金黄色至深绿色不等。由肝脏分泌尚未进入胆囊的胆汁称为肝胆汁，呈金黄色或橘棕色，进入胆囊后的胆汁称为胆囊胆汁，它因在胆囊中被浓缩而颜色变深。

胆汁中的胆盐可激活胰脂肪酶，能够加速胰脂肪酶对脂肪的催化、分解。胆盐和胆汁中含有的胆固醇和磷脂酰胆碱（亦称“卵磷脂”）都可作为乳化剂乳化脂肪，降低脂肪的表面张力，使脂肪乳化成微粒，分散于水溶液中，这样就增加了胰脂肪酶的作用面积。胆盐还能刺激大肠分泌水分，从而促进肠内容物在其中的运行。胆汁中的胆汁酸还可与脂肪酸结合，形成水溶性复合物，促进脂肪酸的吸收。

胆盐被重吸收进入小肠壁，继而被肝脏摄取，然后又被分泌进入胆汁。这种胆汁的循环称为肝肠循环。人体内的所有胆盐一天循环 10 ～ 12 次。在每一次经过肠道时，都会有少量的胆盐进入结肠，并由细菌将其分解为各种成分。一些成分被再吸收，其余随粪便排出体外。

胆汁的分泌量与摄入食物的性质有关，高脂肪和高蛋白饮食可生成较多的胆汁。胆汁通过促进脂肪分解产物的吸收，对脂溶性维生素如维生素 A、维生素 D、维生素 E、维生素 K 的吸收也可产生促进作用。胆汁在十二指肠中可中和一部分胃酸。它还是促进胆汁自身分泌的一个体液因素。此外，红细胞衰老破坏所产生的代谢废物经由胆汁排出，部分药物和其他一些废物也经由胆汁排出。

三、婴幼儿消化系统发育的特点

（一）婴幼儿口腔与食管功能发育的特点

1. 婴幼儿口腔功能发育的特点

口腔是消化道的起始端，由牙齿、舌、唇、颊、颌骨和唾液腺等组成。口腔承担着人的咀嚼、消化、味觉、感觉和语言等功能。新生儿的口腔没有牙齿，但是牙坯已经出齐，不能咀嚼，但能吞咽，所以出生时吞咽功能已较完善。新生儿的口腔黏膜比较薄嫩，血管丰富；唾液腺发育不完善，唾液分泌很少。一般来说，新生儿出生一个星期以后，唾液分泌量能达到一天 50 ～ 80mL，成年人一天是 1 000 ～ 1 500mL。由于唾液腺发育不完善、唾液少，所以新生儿口腔黏膜比较干燥，易受损伤合并细菌感染。

出生 3 ～ 4 个月的婴儿唾液分泌开始增加，分泌量达到 200 ～ 240mL；5 ～ 6 个月时唾液分泌量明显增多。因当婴儿口腔小、口底浅，不能及时吞咽所分泌的全部唾液，所以常出现生理性流涎。当牙齿萌出以后，口腔深度变大，流涎的情况就会逐渐好转。另外，小于3个月的婴儿其唾液中的淀粉酶含量不足，所以不宜喂淀粉类食物。

2. 婴幼儿食管功能发育的特点

婴儿的食管呈漏斗状，弹力纤维和肌肉发育不全，食管壁黏膜中的腺体比较少。食管下段贲门括约肌发育不成熟，调控能力比较差，容易发生胃食管返流，导致呕吐。

（二）婴幼儿胃功能发育的特点

（1）新生儿的胃容量较小。随着年龄的增长，婴幼儿的胃容量逐渐增大。新生儿胃容量为30～50mL，3个月时约为100mL，1岁时约为250mL，3岁时约为680mL。由于哺乳后胃的幽门开放，胃内容物陆续进入十二指肠，因此，婴幼儿的哺乳量不完全受胃容量的限制。

（2）胃的消化能力差，易出现蠕动紊乱。婴幼儿胃的构造与成人相近，但因为婴幼儿胃黏膜薄嫩，血管丰富，胃壁肌肉和弹性纤维发育较差，伸展性和蠕动功能较差，以及胃腺数量少，分泌的消化液酸度低，消化酶少，所以婴幼儿胃的消化能力较弱，容易出现蠕动紊乱。如在吸入冷空气、吃得过饱、咳嗽、吃药等情况下，易出现呕吐现象。

（3）婴儿的胃呈水平状，即贲门、幽门几乎水平（好像水壶放倒），而贲门括约肌发育较差（松弛），“把门”的作用不是很强，因此婴儿吃奶时如果过多地吞咽空气，或喂奶后胃部受到震动，奶就容易随着打嗝流出口外，这就是溢奶，或称吐奶。

（三）婴幼儿小肠功能发育的特点

（1）消化能力较弱。婴幼儿肠壁肌肉和弹性纤维发育不完善，蠕动能力较弱，自主神经调节能力差，易发生肠功能紊乱，加上各种消化液质量较差，故消化能力较弱。

（2）吸收能力较强。婴幼儿肠管相对较长，成人肠管总长度约为身长的4倍，而婴幼儿往往超过6倍。婴幼儿肠黏膜上有丰富的血管和淋巴管，肠壁薄，管径宽，肠壁上的绒毛数几乎和成人相等。所以，婴幼儿小肠的吸收能力较强。但是一旦发生消化道感染，肠内的细菌或毒素也容易进入血液，加重病情。

（四）婴幼儿大肠功能发育的特点

（1）肠蠕动能力弱，易发生便秘。由于婴幼儿肠壁肌肉组织和弹性纤维发育不完善，肠的蠕动能力比成人差，所以肠的内容物通过较慢，而大肠又会吸收较多的水分，易造成便秘。

（2）肠固定性差，易发生脱肛和肠套叠、肠扭转。婴幼儿肠系膜柔软而细长，黏膜下组织松弛，所以肠的固定性差，易发生脱肛现象（坐便盆或蹲的时间过长时）。由于肠壁薄且固定性差，若腹部受凉、突然改变饮食、发生腹泻等，可使肠蠕动加强并失去正常节律，从而诱发肠套叠及肠扭转。

（五）婴幼儿胰腺功能发育的特点

新生儿和小婴儿的胰腺分泌的胰蛋白酶、胰脂肪酶、胰淀粉酶活性都很低，对蛋白质、脂肪、淀粉的消化吸收功能都不完善，容易发生消化不良。

（六）婴幼儿肝脏功能发育的特点

年龄越小的婴幼儿，肝脏相对越大。婴幼儿肝细胞发育不完善，肝功能不成熟，表现为容易受各种不利因素的影响，比如缺氧、感染、药物中毒，都可以使肝细胞发生肿胀、脂肪浸润或者变性坏死。婴幼儿不易发生肝硬化，原因是肝硬化是在结缔组织再生的情况下发生的，而婴幼儿的肝细胞再生能力强，肝脏的结缔组织本身不强大，发生肝硬化的机会就少。另外，婴幼儿胆汁分泌少，影响脂肪吸收，消化不好。

新生儿的肝脏还有其特殊性，因为刚出生，肝脏酶系统还没有发育成熟，所以易发生一些病理现象，比如黄疸、灰婴综合征、酪氨酸血症。

（七）婴幼儿胆囊功能发育的特点

婴幼儿的胆囊较小，胆汁分泌量少，因此对脂肪的消化能力较弱。胆囊的大小一般用长径、宽径、厚度来表示。新生儿和小婴儿胆囊的大小一般在6mm × 3mm × 1.5mm左右。随着年龄的增长，胆囊的体积会逐渐增大，1岁时胆囊的大小一般在9mm × 4mm × 2mm左右，3岁时胆囊的大小一般在12mm × 5mm × 2mm左右。

拓展知识

不同月龄婴幼儿胃肠道功能情况及其影响因素

有关婴幼儿月龄与胃肠道功能关系的研究尚未得出一致结论。2009年对我国上海市0～2岁婴幼儿的一项研究发现，婴幼儿胃肠不适发生率因月龄而异，随着月龄的增长，便秘和溢奶逐渐减少，但腹泻增加；2014年对我国15座城市1～12月龄健康婴儿的一项研究发现，随着月龄的增长，溢奶、过度哭闹、稀便逐渐减少，但排便困难或大便干燥增加。研究结果不完全一致，可能与研究对象的年龄、健康状况及结局定义等方面的差异有关。本研究发现，随着月龄的增长，婴幼儿胃肠道功能逐渐改善，31～36月龄幼儿轻度胃肠不适发生风险显著低于 12 ～ 17 月龄幼儿，提示高月龄幼儿胃肠道功能增强、不易发生轻度胃肠不适情况。既往研究也发现婴幼儿胃肠不适可能存在“年龄依赖性”现象，即随着年龄的增长，婴幼儿胃肠道功能逐渐发育成熟，胃肠不适发生风险自然会降低。本研究还发现，母亲为经产妇的婴幼儿轻度胃肠不适发生风险显著低于母亲为初产妇的婴幼儿，这可能与经产妇喂养经验较丰富、初产妇对婴幼儿胃肠不适症状更关注或更敏感有关。

资料来源：孟莹，等 .12 ～ 36 月龄幼儿胃肠道功能情况及其影响因素研究［ J ］. 中国生育健康杂志，2021，32（1）：1–5+10.

四、婴幼儿消化系统常见的问题

（一）呕吐

婴幼儿容易发生呕吐主要是因为消化系统不完善。首先是食管，婴幼儿食管弹力纤维和肌肉发育不全，而且食管下段的贲门括约肌工作状态不佳，是松弛的，容易发生胃内容物向食管返流，返流以后便出现呕吐。其次是胃，胃的出口——幽门发育不完善，自主神经调节能力不佳，常常由紧张变成痉挛，所以胃内容物排出速度比较缓慢，容易返流发生呕吐。此外，新生儿、小婴儿吃奶时会咽下一些空气，空气排出是向上活动，经过贲门到食管，引起打嗝，此时往往会带出一些奶汁。这种情况可以避免，喂完奶以后可让婴儿伏在大人肩头，轻拍其背部，让婴儿打嗝排出咽下的空气，这样不仅可以减少溢奶或吐奶，还可以避免吐奶时误吸到气道造成窒息或吸入性肺炎。

（二）腹胀

腹胀的表现是腹部膨隆。新生儿、小婴儿吃饱时可见全腹膨隆，常常高出剑突，这种情况属于正常表现。区别腹胀和不腹胀有一种方法：正常情况下，饥饿的时候腹部是扁的、空的，如果饥饿时腹部还持续膨胀而且有张力，就是腹胀。

小婴儿腹部容易膨隆是因为肠里气体比较多，肠管薄，易充气，而且腹部的肌肉也比较柔软。而真正的腹胀是有病因的，应去医院做相应的检查。

（三）腹泻

腹泻是指正常大便的规律发生变化，次数增加，性状改变。婴幼儿腹泻的原因可分为内因和外因。内因主要包括以下四点：第一是胃肠道负担太重；第二是胃肠道调节机能差；第三是免疫功能不完善；第四是婴幼儿患有一些基础病，导致消化功能紊乱。

外因指的是非感染因素，主要包括以下三种情况：一是喂养不当，比如蛋白质少，碳水化合物多，肠道里发酵过程增加，所以大便过稀，引起腹泻；二是食物过敏；三是生活环境或规律发生改变，比如外界气候突然发生变化，也可能引起大便次数的增加和性状的改变。

（四）便秘

婴幼儿易患习惯性便秘，因为乙状结肠和直肠在婴幼儿阶段相对较长，增加了其对水分的吸收，所以大便容易干燥，出现便秘。此外，饮食不规律、饮食成分不当、偏食、排便不规律、喝水少等也会引起婴幼儿便秘。

五、婴幼儿消化系统照护要点

（一）细嚼慢咽，不吃汤泡饭

食物被磨得足够细，与唾液充分混合，可减轻胃肠负担，使消化吸收更完善。在充分咀嚼食物的过程中，唾液分泌得多，患胃溃疡的概率就小。因此，要教育婴幼儿不要狼吞虎咽，养成细嚼慢咽的好习惯。在进餐时不要催促婴幼儿快吃。不要让婴幼儿吃汤泡饭，俗话说：“汤泡饭，嚼不烂。”饭和汤混在一起，往往不等嚼烂就会滑到胃里去，这样就加重了胃的负担。同时，食物在口腔里停留的时间很短，舌头上的味觉神经没有受到充分的刺激，胃没有收到信号，分泌的胃液就少，时间长了就会引起胃病。饭前喝少量的汤对消化食物是有帮助的，但不能喝太多，否则会引起消化不良。

（二）定量定时进餐，不暴饮暴食，少吃零食

一次不要吃或喝得太多，因为消化液的分泌有一定的限度，吃得太多，消化液不够用，食物就消化不好。同时，如果吃得过多，胃胀大，蠕动困难，消化能力就随之减弱，甚至会产生胀痛感。按时吃饭能使消化器官有规律地蠕动，消化液能正常地分泌。若不按时吃饭，总是零碎地吃些东西，到吃饭时就不觉得饿，没有食欲，吃得很少，过一会儿饿了又吃零食，这样会打乱消化液分泌和胃肠蠕动的正常规律，吃下去的食物不能很好地被消化，养料不能完全被吸收，对生长发育不利。因此，要培养婴幼儿按时吃饭和不吃零食的好习惯。

（三）饭前饭后不做剧烈运动

剧烈运动时，大部分血液会涌向肌肉，产生能量供给机体需要。此时，胃肠里的血液减少，促进消化液分泌的神经被抑制，消化液分泌也减少，因而不能很好地消化食物。此外，饭后胃肠里充满了食物，由于重力的影响，运动时胃肠所受的震动较强，

可能会使连接胃肠的系膜拉紧，甚至发生扭转，产生疼痛感。所以，饭前应安排婴幼儿进行室内较安静的活动，饭后 1 小时左右再进行体育活动。饭后也不宜立即睡午觉，最好组织婴幼儿散步 15 ～ 20 分钟再睡。

（四）保持愉快情绪，安静进餐

食欲是否旺盛与婴幼儿的情绪有关。精神不愉快时，促进胃液分泌的神经会被抑制，胃液分泌减少，从而降低食欲。所以，饭前和吃饭时都不应指责婴幼儿，应让婴幼儿保持愉快的情绪，有条件的还可以播放轻松愉快、悠扬悦耳的音乐。

（五）培养定时排便的习惯，防止便秘

婴幼儿过了半岁，就可培养其定时排便的习惯。如果排便不定时，有了“便意”却正玩得高兴，把“便意”憋回去了，日久就会便秘。因为排便是一种反射活动，当粪便进入直肠时，会对直肠壁上的机械感受器产生压力刺激。刺激一方面传至腰骶段脊髓的低级排便中枢，一方面上达大脑皮层引起“便意”。如果经常抑制“便意”，直肠上的感受器就会变得迟钝，粪便在大肠内停留时间过久，水分被吸尽，粪便变得干硬，就会产生便秘。让婴幼儿经常运动，多吃蔬菜、水果及一定比例的粗粮，多喝水，可以预防便秘。

案例评析

案例：小红快 3 岁了，以前也没出现过便秘的情况，但最近这几个月五六天都不排便一次，而且每次排便的时候都感觉很痛苦，一蹲就是半个小时，排便也不多，大便很干很硬，小红的肚子也总是鼓鼓的、胀胀的。这到底是怎么回事？该怎么给小红调理呢？

评析：从案例描述来看，小红应该是便秘了，幼儿出现这种状况很普遍。在托育机构，由于要按时活动，幼儿一般是不能按照自己意愿进行排便的，时间久了就会使直肠的排便反应减弱，幼儿不会自主排便，导致排便失去规律，肠道菌群发生紊乱。滞留在肠道内的粪便质地会变得又干又硬，更加不利于粪便的排出。

针对这种情况，建议重新建立小红的排便规律。照护者可以给小红补充具有肠道定植作用的益生菌，重新建立肠道内正常的菌群环境，改善已经恶化的肠道环境。益生菌分解食物的各种产物，能够刺激肠道蠕动，恢复肠道自主排便反应，产生的水和气体还能够蓬松软化大便，推动大便的排出，从而帮助小红恢复正常的排便规律。

学有所思

1. 消化系统有哪些功能?
2. 婴幼儿胃肠功能发育有什么特点?
3. 如何帮助婴幼儿养成按时排便的良好习惯?

学习任务二 婴幼儿营养吸收

【热身思考】

1. 婴幼儿吃的食物是如何消化和吸收的?
2. 引起婴幼儿肥胖症的原因有哪些?

【任务探索】

充分利用书库以及网络资源，搜索婴幼儿需要的矿物质主要来自哪些食物，把收集到的信息填入表 2-2 中。

表 2-2 婴幼儿需要的矿物质来源

矿物质种类	主要来源（来自哪些食物）
钙	
磷	
铁	
镁	
锌	
碘	

【学习支持】

一、食物的消化与吸收

消化是食物在消化道内被分解成结构简单、可被吸收的小分子物质的过程。食物经过消化后，透过消化道黏膜上皮细胞进入血液和淋巴液的过程，称为吸收。消化和吸收是两个相辅相成、紧密联系的过程，它们共同将食物分成精华和糟粕两部分，吸收其精华，并将糟粕排出体外。

消化的方式有两种：一种是机械性消化，也称物理性消化，即通过消化道的运动将食物磨碎，使之与消化液充分混合，并不断将食物向消化道远端推进。另一种是化学性消化，即通过消化器官分泌的消化液的各种化学作用，将食物中的营养成分分解成小分子物质。两种消化方式同时进行、密切配合，共同完成消化过程。

二、口腔和胃肠的消化

（一）口腔的消化

食物在口腔内经咀嚼后与唾液合成团，在舌的帮助下送到咽后壁，经咽与食管进入胃。食物在口腔内主要进行的是机械性消化，伴随少量的化学性消化，且能反射性地引起胃、肠、胰、肝、胆囊等器官的活动，为进一步的消化做准备。

（二）胃的消化

食物进入胃后暂时储存起来，在此期间受到胃液的化学性消化和胃壁肌肉的机械性消化的双重作用。经过胃的机械性消化，食物形成食糜；经过胃的化学性消化，食物中的蛋白质初步得到分解。此后，食糜借助于胃的运动被逐步排入十二指肠。

1. 胃的运动

（1）胃的容受性舒张。胃在充盈的状态下体积可增大到 1 000 ～ 1 500mL，可以很容易地容纳食物而不引起胃内压力的增大。胃的容受性舒张的生理意义是使胃的容量适应大量食物的涌入，以完成储存和预备消化食物的功能。

（2）胃的紧张性收缩。胃被充满后，就开始进行持续较长时间的紧张性收缩。在消化过程中，紧张性收缩逐渐加强，使胃腔内产生一定压力，这种压力有助于胃液渗入食物，并能协助推动食物向十二指肠移动。

（3）胃的蠕动。胃的蠕动由胃体部发生，向胃底部方向发展。蠕动的作用是使食物与胃液充分混合，以充分发挥胃液的消化作用并把食物以最适合小肠消化和吸收的速度向小肠推送。

2. 胃液

胃液是一种透明、淡黄色的酸性液体，pH 为 0.9 ～ 1.5。其成分有以下几种：

（1）胃酸。胃酸由盐酸构成，由胃黏膜上的壁细胞分泌产生。胃酸主要有以下功能：1）激活胃蛋白酶原，使之转变为有活性的胃蛋白酶；2）维持胃内的酸性环境，为胃内的消化酶提供最合适的 pH，并使钙、铁等矿物质元素处于游离状态，利于吸收；3）杀灭部分随同食物进入胃内的微生物；4）使蛋白质变性，更容易被消化酶分解。

（2）胃蛋白酶。胃黏膜主细胞分泌不具活性的胃蛋白酶原，胃蛋白酶原在胃酸的作用下转变为具有活性的胃蛋白酶。胃蛋白酶可对食物中的蛋白质进行简单的分解，它主要作用于含苯丙氨酸或酪氨酸的肽键，形成脲和胨，但很少形成游离氨基酸。当食糜被送入小肠后，随着 pH 升高，此酶迅速失活。

（3）黏液。黏液的主要成分为糖蛋白。它是覆盖在胃细胞膜表面的凝胶层，具有润滑作用，使食物易于通过。黏液还能保护胃黏膜不受食物中粗糙成分的机械损伤。黏液为中性或偏碱性，可降低胃酸酸度，减弱胃蛋白酶活性，从而防止胃酸和胃蛋白酶对胃细胞膜发生消化作用。

（4）内因子。内因子由胃黏膜上的壁细胞分泌产生，可以和维生素 B_{12} 结合成复合体，有促进回肠上皮细胞吸收维生素 B_{12} 的作用。

（三）小肠的消化

食糜由胃进入十二指肠后，即开始了小肠的消化。在整个消化过程中，小肠的消化是最重要的阶段。在小肠内，食糜经过小肠的机械性消化及胰液、胆汁和小肠液等的化学性消化转变成可吸收的物质。小肠的运动还可以使食糜与肠黏膜广泛接触，以促进消化产物的吸收，同时将食糜从小肠上段推向下段。因此，食物通过小肠后，消化过程基本就完成了，未被消化的食物残渣进入大肠。食物在小肠内停留的时间，随食物性质的不同而有所不同，一般为 3 ～ 8 小时。

三、婴幼儿需要的营养素

营养素是指机体把摄入的食物转化成的能维持人体生命活动的物质。营养素可以分为宏量营养素、微量营养素和其他膳食成分。

（一）宏量营养素

宏量营养素主要有蛋白质、脂肪和碳水化合物，它们是人体能量的三大来源。

（1）蛋白质。蛋白质是构成人体细胞、组织的基本物质。优质的蛋白质主要来源于肉、蛋、鱼等食物。

（2）脂肪。脂肪是构成人体细胞的重要成分，是机体的第二功能营养素。蛋黄、动植物油均含有丰富的脂肪。

（3）碳水化合物。碳水化合物是人体最主要的能量来源。谷类、蔬菜、水果等食物均含有碳水化合物。

（二）微量营养素

微量营养素主要有矿物质和维生素。

1. 矿物质

人体维持生命和健康需要一些矿物质，如钙、铁、碘、锌等。

（1）钙。钙是构成婴幼儿骨骼和牙齿的重要成分。

（2）铁。铁是合成血红蛋白的原料，婴幼儿如果缺铁，则可能患贫血，会导致其注意力分散，记忆力减退，智力发育迟缓。

（3）碘。碘是合成甲状腺素的重要原料。缺碘会导致婴幼儿生长发育缓慢、身材不均匀等。

（4）锌。婴幼儿缺锌会导致食欲减退，生长发育迟缓。

2. 维生素

维生素是维持机体正常生命活动和调节人体代谢所需要的营养素。维生素可分为脂溶性维生素和水溶性维生素。脂溶性维生素包括维生素 A、维生素 D、维生素 E、维生素 K 等。水溶性维生素包括 B 族维生素和维生素 C 等。

（三）其他膳食成分

其他膳食成分主要包括膳食纤维和水。谷类、蔬菜、水果等食物中含有膳食纤维，其主要功能是吸收大肠中的水分，软化粪便，降低胆固醇，改善肝脏代谢。水是人体的重要组成部分，对营养物质的输送和代谢、调节体温、维持消化和吸收等具有重要作用。

四、婴幼儿营养吸收的特点

（一）婴幼儿营养吸收的部位及机制

口腔和食管没有吸收能力。胃的吸收能力有限，主要吸收部分无机盐、水、葡萄糖、乙醇及少量的蛋白质药物。小肠则是吸收的主要部位，绝大部分糖类、脂肪、蛋白质的消化产物都在十二指肠和空肠中吸收。回肠有其独特的功能，主要吸收维生素 B_{12} 和胆盐。大肠主要吸收食物残渣中的水分和盐类。

1. 小肠是食物吸收的主要器官

在小肠内，食物受到胰液、胆汁及小肠液等的化学性消化作用，绝大部分营养成分在小肠吸收，未被消化的食物残渣由小肠进入大肠。小肠盘曲于腹腔内，从上到下分为十二指肠、空肠和回肠。十二指肠长约 25cm，中间偏下处的肠管稍粗，称为十二指肠壶腹，该处有胆总管的开口，胰液及胆汁经此开口进入小肠。开口处有环状平滑肌环绕，起括约肌的作用，称为奥狄括约肌，防止肠内容物返流入胆管。小肠内营养物质的吸收具有以下有利条件：

（1）小肠的黏膜上有许多环形皱褶，皱褶上有大量绒毛，绒毛的表面是一层柱状上皮细胞，这些细胞的顶端又有许多微绒毛，这就增加了小肠的表面积，使小肠可以更加有效地吸收食物中的营养物质。

（2）绒毛内部有丰富的毛细血管、毛细淋巴管，有利于食物中的营养物质进入循环系统。

（3）食物在小肠内已被消化成适于吸收的小分子物质。

（4）食物在小肠内停留时间长，使营养物质有足够的时间被吸收。

2. 大肠的吸收功能

人类的大肠内没有重要的消化活动。大肠的主要功能在于吸收水分，并且为消化后的食物残渣提供临时储存场所。一般来说，大肠并不进行消化，大肠中物质的分解也多是细菌作用的结果，细菌可以利用肠内较为简单的物质合成B族维生素和维生素K，但更多的是细菌对食物残渣中未被消化的蛋白质、脂肪和碳水化合物的分解，所产生的代谢产物也大多对人体有害。

大肠内的细菌活动。大肠中的细菌来自空气和食物，它们依靠食物残渣生存，同时分解未被消化吸收的蛋白质、脂肪和碳水化合物。蛋白质首先被分解为氨基酸，氨基酸或是再经脱羧产生胺类，或是再经脱氨基形成氨，它们可进一步分解产生苯酚、吲哚和硫化氢等，是粪便臭味的主要来源；碳水化合物可被分解产生乳酸、醋酸等低级酸以及二氧化碳（CO_2）、沼气等；脂肪则被分解产生脂肪酸、甘油、醛、酮等，这些成分大部分对人体有害，有的可以引起结肠癌。膳食纤维可加速这些有害物质的排泄，缩短它们与结肠的接触时间，有预防结肠癌的作用。

（二）婴幼儿对各类营养素的吸收

1. 糖的吸收

小肠黏膜仅能吸收单糖，吸收途径是血液。主要是因为单糖的分子较小，可以直接透过肠黏膜进入血液。单糖主要是葡萄糖，葡萄糖的吸收是逆浓度差进行的主动转运过程，其能量来自钠泵，属于继发性主动转运。而多糖分子较大，需要分解成单糖后才能被吸收。

2. 蛋白质的吸收

蛋白质经分解成氨基酸才能被吸收。小肠吸收氨基酸也是继发性主动转运过程。

少量的食物蛋白质也可完整地进入血液，如母亲初乳中含有一些蛋白质抗体，可被婴儿完整地吸收而进入血液，这可提高婴幼儿对病原体的免疫力。随着年龄的增长，完整蛋白质的吸收越来越少。

3. 脂肪的吸收

在肠腔内，食物中的脂肪被胰脂肪酶水解成甘油、脂肪酸和甘油一酯。胆固醇在胆固醇酯酶的作用下分解成游离胆固醇。甘油、脂肪酸、甘油一酯及胆固醇均可被小肠黏膜上皮细胞吸收。脂肪吸收有经血液和经淋巴液两种途径。短链脂肪酸可直接从细胞内扩散到组织间液中，再扩散入血液。长链脂肪酸和甘油一酯在肠上皮细胞内质网中大部分重新合成甘油三酯，并与细胞中生成的载脂蛋白合成乳糜微粒，以出胞的方式进入细胞间隙，再扩散入淋巴液。因为膳食中的动、植物油中含有 15 个以上碳原子的长链脂肪酸很多，所以脂肪的吸收途径以淋巴液为主。

4. 矿物质的吸收

（1）钠和负离子。钠的吸收与钠泵有关，通过主动吸收来完成。人每天摄入的钠和消化腺分泌的钠有 95% ～ 99% 被吸收入血液。另外，钠泵活动产生的电位差可促使肠腔内的负离子 Cl^- 和 HCO_3^- 向细胞内转移而被动吸收。

（2）铁。食物中的铁大部分是三价的高铁，需还原为亚铁后方能被吸收。铁主要在十二指肠和空肠上段被吸收。进入细胞内的铁，一部分经过细胞膜以主动形式进入血液，其余的则与细胞内的转铁蛋白结合，留在细胞内不被吸收，以防铁过量吸收。

（3）钙。食物中的钙只有小部分能被吸收，大部分随粪便排出体外。钙的吸收部位在小肠上段，十二指肠吸收钙的能力最强。钙的吸收是主动转运过程，通过钙泵活动主动转运进入血液。

5. 水的吸收

机体每日从外界摄取约 2L 液体，消化腺每日约分泌 6 ～ 8L 的消化液，两者共 8 ～ 10L，随粪便排出的仅为 0.1 ～ 0.2L，其余的几乎全部被吸收。在消化道各段内水分的吸收都是被动的，各种溶质，特别是 Na、Cl 的主动吸收所产生的渗透压梯度是水分吸收的主要动力。严重的呕吐、腹泻和大量出汗可使人体丢失水分和电解质，从而导致人体脱水和电解质平衡紊乱。

6. 维生素的吸收

水溶性维生素主要以扩散的形式在小肠上段被吸收，但维生素 B_{12} 必须与胃黏膜分泌的内因子结合形成水溶性复合物才能在回肠被吸收。

脂溶性维生素（如维生素 A、维生素 D、维生素 E、维生素 K）的吸收机制与脂肪相似，它们先与胆盐结合形成水溶性复合物，通过小肠黏膜表面的静水层进入细胞，然后与胆盐分离，再透过细胞膜进入血液或淋巴液。

7. 膳食纤维的吸收

膳食纤维一般不能被消化和吸收，它可以让消化后的食物结成块并保持松软，让食物可以轻松地通过肠道，而不用对肠道进行大力挤压，这样就能避免憩室炎和痔疮的发生。膳食纤维的本质是一种来自植物的碳水化合物，可分为可溶性膳食纤维和不可溶性膳食纤维，其组成各有不同。可溶性膳食纤维包括果胶、海藻酸钠、豆胶等，主要存在于植物的细胞液和细胞间质中，它能调节新陈代谢和消化作用，稳定人体血糖值。不可溶性膳食纤维包括纤维素、半纤维素和木质素，是植物细胞壁的组成部分，主要来自谷类和豆类种子以及植物茎和叶的外皮。膳食纤维中的纤维素等成分，具有一定的抗机械强度、抗生物降解、抗酸水解性和低水溶性，不能在人体小肠内被消化和吸收，因此不能提供营养和能量，但是膳食纤维可以在肠道内发酵，其分解产物有助于维持肠道微生态和肠道健康。

五、婴幼儿营养照护要点

（1）婴幼儿食物的选择和烹调都要符合婴幼儿胃肠道消化的特点。在调配婴幼儿膳食时，应注意选择体积小、质量高、容易消化的食物。为了保证婴幼儿胃肠道器官的健康，满足婴幼儿生长发育所需要的营养需求，不给胃肠道器官增加负担，婴幼儿的饮食要从流食过渡到半流食，从软食过渡到固体食物。

（2）不挑食、偏食。任何一种食物都不能包含婴幼儿所需要的全部营养素。为了满足婴幼儿身体发育的需要，给婴幼儿吃的食物应该多种多样，营养搭配要满足婴幼儿对糖、蛋白质、脂肪、矿物质和维生素的需要。如果挑食、偏食成为习惯，就容易发生营养不良，影响健康。

（3）保证充足的阳光照射。钙、磷等矿物质是构成人体牙齿和骨骼的原料，需要从饮食中获取。人的皮肤经阳光中的紫外线照射后，可以促进维生素 D 的合成，从而促进钙、磷的吸收和利用。

（4）注意饮食卫生，防止病从口入。餐具用后要消毒，水果要洗净（有些要削皮）再吃，买回的熟食要加热，不吃腐烂变质的食物，饭前便后要洗手。婴幼儿进餐时教师不要打扫卫生。

（5）保证摄入充足的水分。多喝水可以辅助排毒、通便和补充液体，促进机体新陈代谢。

拓展知识

幼儿膳食营养的问题

一是营养不良。营养不良幼儿的身体素质以及大脑发育都会受到影响，这种影响不仅有碍儿童时期的发展，甚至会延续到成年阶段。虽然儿童营养短缺的问题正在不断被解决，但是因为全世界儿童的基数较大，而且地域分布不均，所以仍然存在大量儿童营养不良的情况。在分区域的问卷调查中我们发现，一些地区的幼儿营养不良率小于 2%，但一些偏远地区则超过了 10%。

二是营养过剩。营养过剩是相对于营养不良来说的。营养过剩也是影响幼儿健康发育的一大问题，极易导致肥胖、早熟、龋齿等影响幼儿身心发展的健康问题。

三是营养摄入不均衡。世界公认的三种主要营养素的恰当比例是：蛋白质每天摄入 12% ～ 15%；脂肪每天摄入 30% ～ 40%；糖类每天摄入 44% ～ 55%。由于幼儿的身体状况与成年人不同，消化功能较差，且胃容积较小，因此幼儿的抗饥饿能力较弱。根据幼儿的实际情况，推荐每天吃 5 ～ 6 餐，而且要严格控制各类营养成分的摄入，特别要控制高热量、垃圾食品和零食的摄入。与此同时，幼儿的早饭、午饭以及晚饭要严格按照 25%、35% 以及 25% 的比例，加餐要控制在 15% 以内。在调查中发现我国幼儿营养摄入存在严重的失衡。在各类营养成分中，碳水化合物的摄入普遍偏高，而蛋白质和脂肪的摄入则过低。

资料来源：钟展如 . 幼儿膳食营养的问题与对策［ J ］. 中国食品工业，2023（7）：124-125.

案例评析

案例：阳阳是一名 3 岁的男孩，他不喜欢吃早餐，喜欢玩耍，白天仅在午休时间睡觉。阳阳的妈妈平时工作很忙，没有时间为阳阳准备营养丰富的饭菜，所以阳阳习惯吃一些简单的快餐和外卖，豆浆和小米粥等粗粮偶尔会吃。阳阳喜欢吃零食，例如薯片、饼干和巧克力。妈妈觉得他运动量大，便没有适宜控制阳阳的饮食。

评析：

阳阳的营养情况可以从以下三个方面来分析：

（1）饮食能量：阳阳不吃早餐的习惯会导致他代谢率降低，影响能量的消耗。另外，阳阳在幼儿园里的活动量也非常大，需要大量的热量来支持身体的能量消耗需求。

（2）营养素摄入：阳阳平时的饮食缺乏各种营养素，例如蛋白质、脂肪、维生素、矿物质等。尤其是蛋白质摄入不足会影响阳阳的生长发育和免疫能力。

（3）零食摄入：阳阳喜欢吃零食，这些食物含有较多的糖分和油脂，对阳阳的健康不利。此外，零食也容易令阳阳产生饱腹感，进而导致正餐摄入不足。

根据分析，建议采取以下三个方面的措施来改善阳阳的营养摄入：

（1）合理膳食：阳阳的妈妈需要为阳阳制订合理的膳食计划，每餐应包含足量的蛋白质、脂肪和碳水化合物。妈妈还要监督阳阳吃早餐，让他养成吃早餐的习惯，以提高代谢率，这样有利于阳阳健康成长。

（2）优质蛋白质摄入：阳阳的妈妈可以适当为阳阳提供鸡蛋、牛奶、鱼肉、豆类等食物，以增加阳阳对蛋白质的摄入量。

（3）限制零食摄入：阳阳的妈妈应该避免给阳阳购买油脂和糖分高的快餐和零食，可以选择水果、坚果等健康的零食，或者将零食划分到正餐中。为了让阳阳爱上健康的美味，妈妈可以和阳阳一起动手制作健康的小零食。

学有所思

1. 婴幼儿需要的营养素主要有哪些？

2. 如何对婴幼儿进行营养照护？

拓展知识

我国婴幼儿营养现状及营养问题预防

2021 年中国居民营养与健康状况调查结果显示，我国婴儿出生平均体重比 1992 年增加 123g，达到 3 309g；低出生体重率为 3.6%，已达到发达国家水平。我国 4 个月内婴儿基本纯母乳喂养率达 71.9%。儿童营养不良患病率显著下降。5 岁以下儿童生长迟缓率为 14%，比 1992 年下降 57%。儿童低体重率为 8%，比 1992 年下降 56%。2 岁以内婴幼儿贫血患病率有所下降。

我国学前儿童营养现状：（1）超重与肥胖患病率呈明显上升趋势。（2）一些营养缺乏病依然存在。（3）婴幼儿喂养状况不尽合理。（4）学前儿童的膳食构成不尽如人意。

目前，我国学前儿童营养缺乏与营养过剩状况依然存在。“绿豆芽”和“小胖墩”现象并存，迫切需要加强营养的改善，提高学前儿童健康水平。

一、预防儿童肥胖

（1）使儿童的生活充满乐趣，让他们不要总想着吃东西。

（2）克服儿童的惰性，尽量让儿童多到室外进行体力活动，不仅可以增加能量消耗，防止肥胖，而且可以增强心血管功能。

（3）培养儿童定时定量的饮食习惯，不要让儿童过量进食。

（4）大人不要暴饮暴食，否则儿童会模仿。

（5）不要用食品对儿童进行奖励或惩罚。

（6）要限制儿童吃高脂肪食品和糖果、糕点，少吃荤油、肥肉，给儿童提供适量的低热量食品，如蔬菜和水果。

二、预防儿童营养不良

（1）大力提倡母乳喂养，孕期即应做好准备，尤其是对早产儿及低出生体重儿来说，母乳喂养更为重要。对母乳不足及无母乳者，应及时采用混合喂养和人工喂养方式，并尽量用牛、羊乳或奶粉喂养婴儿，及时添加辅食，尤其注重优质蛋白质的补充。

（2）合理安排生活制度，保证儿童充足的睡眠和休息，适当安排户外活动及锻炼，从小养成不挑食、不偏食、少吃零食的饮食习惯，可使儿童食欲旺盛，防止营养不良的发生。

三、婴幼儿膳食的基本要求

（1）营养齐全、搭配合理。不同的食物轮流使用、合理搭配，使膳食多样化，从而发挥出各类食物营养成分的互补作用，达到营养均衡的目的。

（2）合理加工与烹调。婴幼儿的食物应单独制作，质地应细、软、碎、烂，避免刺激性强和油腻的食物。食物应具有较好的色、香、味、形，并经常更换烹调方法，以刺激婴幼儿胃酸的分泌，增进食欲。加工烹调时也应注意尽量减少营养素的损失，如淘米次数及用水量不宜过多，以减少B族维生素和无机盐的损失。蔬菜应整棵清洗、焯水（飞水）后切，以减少维生素C的丢失和破坏。

（3）合理安排进餐。婴幼儿的胃容量相对较小且肝储备的糖原不多，加上婴幼儿活泼好动，容易饥饿，故婴幼儿每日进餐的次数要相应增加。一般可安排早、中、晚三餐，以及午点和晚点两点。

（4）营造安静、舒适、秩序良好的进餐环境，可使婴幼儿专心进食。环境嘈杂，尤其是吃饭时看电视，会转移婴幼儿的注意力，并使其情绪兴奋或紧张，从而抑制摄食中枢，影响食欲与消化。另外，在就餐时或就餐前不应责备或打骂婴幼儿，发怒或情绪低落时，消化液分泌减少，会降低食欲。进餐应有固定的场所，并有适应婴幼儿身体特点的桌椅和餐具。

（5）注重饮食卫生。婴幼儿抵抗力差，容易感染，因此，要注重婴幼儿的饮食卫生。餐前、便后要洗手；不吃不洁的食物，少吃生冷的食物；瓜果应洗净再吃，动物性食品应彻底煮熟煮透。应从小培养婴幼儿良好的卫生习惯。

模拟测试

一、选择题

1. 婴幼儿消化系统的特点是（　　）。

A. 消化能力弱、吸收能力强　　B. 消化能力强、吸收能力弱

C. 消化能力强、吸收能力强　　D. 消化能力弱、吸收能力弱

2. 婴幼儿肝脏及胰腺分泌的消化酶少，故消化（　　）的能力差。

A. 蛋白质　　B. 脂肪

C. 碳水化合物　　D. 维生素

3. 根据婴幼儿消化系统的特点，为婴幼儿提供的膳食既要营养丰富又要易于消化，进餐次数可（　　）。

A. 多食多餐　　B. 两餐两点

C. 少食多餐　　D. 因人而异

4. 人体最大的消化腺是（　　）。

A. 唾液腺　　B. 胃腺

C. 肠腺　　D. 肝脏

5. 下列属于消化腺的是（　　）。

A. 肝脏和脾　　B. 胰和肾上腺

C. 脾和肾上腺　　D. 肝脏和胰

6. 不属于婴儿胃的形态及结构上的特点而使其容易溢奶的是（　　）。

A. 胃呈水平位，即贲门和幽门几乎水平

B. 贲门括约肌发育较差而较松弛

C. 幽门括约肌发育较好而收缩力较强

D. 吃奶时胃中吸入空气或喂奶后胃部受到震动

7. 人体吸收营养成分的部位主要是（　　）。

A. 大肠　　B. 小肠

C. 盲肠　　　　D. 胃

8. 下列器官中，能把多余的葡萄糖转化成糖原的器官是（　　）。

A. 胰腺　　B. 小肠　　C. 胃　　D. 肝脏

9. 最重要的能量物质是（　　）。

A. 碳水化合物　　　　B. 蛋白质

C. 脂肪　　　　D. 维生素

10. 甲同学早餐只吃了稀饭，乙同学早餐只喝了牛奶，几小时后他们的小肠内吸收的主要物质分别是（　　）。

A. 麦芽糖和氨基酸　　　　B. 葡萄糖和氨基酸

C. 葡萄糖和甘油　　　　D. 麦芽糖和脂肪酸

11. 馒头中含有较多的淀粉，牛奶中含有丰富的蛋白质。这两种营养物质分别在消化道的哪个部位开始被消化（　　）。

A. 口腔、胃　　　　B. 小肠、胃

C. 小肠、小肠　　　　D. 口腔、小肠

二、判断题

1. 消化系统由消化道和消化腺两大部分组成。（　　）

2. 食物在消化道内被分解成结构简单、可被吸收的大分子物质的过程就称为消化。（　　）

3. 小肠是人体内消化和吸收的重要场所。（　　）

4. 大肠没有吸收功能。（　　）

5. 口腔是消化道的起始端，包括牙齿、舌、唇、颊、颌骨和唾液腺。（　　）

6. 婴幼儿小肠消化能力较差，吸收能力较强。（　　）

7. 婴幼儿缺钙，可能患贫血。（　　）

8. 婴幼儿缺锌会导致食欲减退，生长发育迟缓。（　　）

9. 蛋白质经分解成氨基酸才能被吸收。（　　）

10. 脂肪的吸收途径以淋巴液为主。（　　）

三、简答题

1. 婴幼儿胃功能发育有哪些特点?

2. 婴幼儿小肠功能发育有哪些特点?

3. 婴幼儿消化系统照护要点有哪些?

4. 婴幼儿需要哪些营养素?

5. 婴幼儿营养照护要点有哪些?

【学习笔记】

我的收获：

我的问题：

解决办法：

项目三 婴幼儿的营养特点

学习目标

知识目标

1. 掌握婴幼儿营养需要的构成。
2. 掌握婴幼儿营养需要的食物来源。

能力目标

1. 能够根据婴幼儿营养需要的构成和来源，判断食物搭配是否合理。
2. 能够根据婴幼儿常见病症，判断是缺少哪些营养所致。

素质目标

1. 重视婴幼儿营养需要构成。
2. 树立关爱婴幼儿健康，协调婴幼儿饮食营养的理念。
3. 熟悉婴幼儿营养的特点，树立以科学理论知识引领婴幼儿喂养的理念。

思维导图

- 婴幼儿的营养特点
  - 婴幼儿的营养需要
    - 能量——三大产能营养素
    - 维生素
    - 矿物质
  - 婴幼儿的营养来源
    - 能量——三大产能营养素的来源
    - 维生素的来源
    - 矿物质的来源

情境导入

患儿，男性，10个月。主诉：出生1个月起睡觉时多汗、常夜间哭闹、睡眠不安，近日发生2次抽搐，精神稍差。体格检查情况：营养欠佳，头颅略呈方颅，头发稀少，有枕秃，胸骨轻度凹陷，肋骨轻度外翻。病史：该患儿混合喂养，出生后8个月内基本没有外出晒过太阳，其母妊娠期间有腿抽筋史。

问题：

（1）就上述资料来看，该患儿可能患有哪种营养性疾病？病因有哪些？

（2）如何改善该患儿的营养状况？

点评：该患儿可能患有缺乏维生素D导致的佝偻病。婴幼儿生长发育迅速，必须摄入相对比成人更多的能量与营养素才能满足生长发育的需要。同时，婴幼儿消化系统和免疫系统发育不成熟，抗病能力弱，易感染传染病和发生消化功能与营养代谢紊乱。该患儿因太阳照射不足，且婴儿期生长发育迅速，体内钙的含量或钙的吸收不能满足生长需要而患病。照护者应适量为患儿补充维生素D，并多带其外出晒晒太阳，促进维生素D和钙的吸收。

学习任务一　婴幼儿的营养需要

【热身思考】

能量、营养素、食物、膳食的关系是什么？

【任务探索】

利用网络搜索婴幼儿因营养缺乏而产生的疾病有哪些，并在表3－1中列出。

表3－1　婴幼儿营养缺乏导致的疾病

疾病名称	症状	所缺乏的营养

【学习支持】

一、能量——三大产能营养素

婴幼儿生长发育迅速，代谢旺盛，尤其是 0 ～ 1 岁，是婴幼儿生长发育特别是大脑发育的关键时期。能量是保证婴幼儿生长发育最基本的物质基础。若长期能量摄入不足，会导致婴幼儿生长发育迟缓或停滞；相反，若能量摄入过多，则会导致婴幼儿体重超重或肥胖，进而导致致成年代谢性疾病的发生与发展。

婴幼儿的生长发育一刻都离不开能量，而能量来源于食物中含有的蛋白质、脂肪、碳水化合物。其中，碳水化合物是能量的主要来源，脂肪是能量的储存库。这三种营养素不仅提供婴幼儿生长发育所需的能量，还直接参与机体组织的构成。因此，保证正常的生理活动，对婴幼儿的健康成长十分重要。

（一）蛋白质

蛋白质是构建人体各种组织器官的“建筑材料”，是保证婴幼儿正常生长发育的重要营养素。人体从出生开始一直不断地成长到最终发育成熟，是蛋白质不断在体内积累的过程，从细胞、骨骼、内脏到皮肤，身体各个组织、器官的生长发育均有蛋白质的参与。对于处于生长发育旺盛阶段的婴幼儿来说，蛋白质更是尤其重要的营养素。所以要保证婴幼儿充足的蛋白质摄入，并确保优质蛋白质的摄入。当婴幼儿膳食蛋白质供给不足时，可表现出消化吸收障碍、生长发育迟缓或停滞、肝功能障碍、抵抗力下降、消瘦、腹泻、水肿与贫血等营养不良症状。高蛋白膳食同样对其生长发育不利，因为婴幼儿的消化器官和排泄器官尚未发育成熟，功能不健全，对食物的消化吸收能力及代谢废物的排泄能力仍较低。

蛋白质对婴幼儿的营养作用具体包括：供给人体所需能量，满足生长发育的需要；维持各种组织的新陈代谢；身体组织生长和修复的必备材料；是合成免疫抗体、激素、消化酶的原料；等等。

（二）碳水化合物

碳水化合物是人体主要的能量来源，具有节约蛋白质、协助脂肪氧化和抑制酮体生成的作用。虽然早期添加适量的淀粉类食品可刺激唾液淀粉酶的分泌，但 3 个月以内的婴儿缺乏唾液淀粉酶，故淀粉类食物应在 3 ～ 4 个月后添加，不应过早添加。对小婴儿来说，母乳和配方奶中的乳糖是最主要的碳水化合物来源。若婴幼儿食物中的碳水化合物过多，会在肠腔内过度发酵，刺激肠蠕动而引起腹泻，若同时伴有蛋白质摄入不足，可出现虚胖或水肿等营养不良表现，还会使婴幼儿养成爱吃甜食的习惯，增加龋齿发生的概率。1 岁之后，幼儿每天所需的能量中至少有一半需要碳水化合物来提供，淀粉类食物开始成为幼儿辅食中的“主食”，每天都要保证谷类比如米饭、面食、薯类的摄入。

碳水化合物的营养作用具体包括：储能和提供能量；节省蛋白质的消耗量；协助脂肪氧化，减少酮体的生成；脑细胞代谢的基本物质；增强肠道功能，如乳类中所含的乳糖有助于钙的吸收、促进乳酸杆菌的生长、抑制大肠杆菌的繁殖；解毒作用，在肝脏中可与许多细菌毒素、酒精等有毒物质结合；等等。

（三）脂肪

脂肪是机体能量和必需脂肪酸的重要来源，也是机体的一种构成成分和能量储存形式。婴幼儿生长发育迅速，充足的能量，特别是能量密度高的脂肪供给，能够保证婴幼儿生长发育的需要。其中，n－3 与 n－6 系列的多不饱和脂肪酸对婴幼儿神经髓鞘的形成、大脑及视网膜光感受器的发育具有重要作用。二十二碳六烯酸（DHA）是大脑和视网膜中一种具有重要结构功能的长链多不饱和脂肪酸，在婴幼儿视觉和神经发育中发挥着重要作用。如果婴幼儿膳食中缺乏 DHA，会影响神经纤维和神经连接处突触的发育，导致注意力受损、认知障碍与视力异常。特别是早产儿和人工喂养儿，更需要补充 DHA。这是因为早产儿生长较快，对 DHA 需要量相对较大，但早产儿脑中的 DHA 含量低，体内促使 α-亚麻酸转变成 DHA 的脱饱和酶活力亦较低，致使生理需要量明显大于补给量；人工喂养儿的食物来源主要是牛乳及其他代乳品，牛乳中的 DHA 含量较低，亦不能满足其需要。婴幼儿从添加辅食开始，除了辅食和奶中含有的脂肪，还可以适量摄入一些植物油中所含的脂肪，尤其是含有 α-亚麻酸的植物油，如亚麻籽油、核桃油、紫苏油等。

脂肪的营养作用具体包括：人体能量的储存库；胆固醇和磷脂是构成细胞膜和细胞核的重要物质；供给必需脂肪酸（如 DHA）；有助于神经和大脑的发育；促进脂溶性维生素的吸收；增进食欲，增强饱腹感；防寒和保护脏器；等等。

拓展知识

你不知道的脂肪

在脂肪中有一种含磷脂根的化合物，叫作磷脂，是维持生命的基础物质。而细胞膜就由 40% 左右的蛋白质和 50% 左右以磷脂为主的脂肪构成。它包括磷脂酰胆碱、磷脂酰肌醇、磷脂酰乙醇胺等。这些磷脂对人体的各部位和各器官发挥着重要的作用。

一、乳化作用

磷脂被称为“血管的清道夫”，可以分解过高的血脂和过高的胆固醇，清扫血管，使血管循环更加顺畅；它还可以使中性脂肪和血管中沉积的胆固醇乳化为对人体无害的微粒，溶于水中而排出体外，同时阻止多余脂肪在血管壁中沉积，缓解心脑血管壁的压力。

二、增强记忆力

人体神经细胞和大脑细胞被由磷脂构成的薄膜包覆，磷脂不足会导致薄膜受损，造成智力减退，精神紧张。磷脂能够加快神经细胞和大脑细胞间信息传递的速度，增强记忆力。

三、活化细胞

磷脂是细胞膜的重要组成部分，肩负着细胞内外物质交换的重任。如果人体能够每天补充足量的磷脂，细胞就会处于营养充足状态，充满活力。

资料来源：史明洁.婴幼儿营养、安全与卫生实务［M］.南京：东南大学出版社，2016：6-10.

二、维生素

维生素是人体不可或缺的物质，除个别维生素人体可合成外，大部分维生素需从食物中获得。婴幼儿较易缺乏的脂溶性维生素是维生素 A 和维生素 D，较易缺乏的水溶性维生素有维生素 B_1、维生素 B_2 及维生素 C。大量的研究证明：维生素 A、维生素 E、维生素 C、B 族维生素的缺乏可降低机体免疫力，使婴幼儿易患呼吸道、消化道感染等感染性疾病。缺乏维生素 B_1、维生素 B_2、维生素 C 会引起食欲不振、腹泻、消瘦、生长发育迟缓等。可见，几乎所有的维生素缺乏都会影响婴幼儿的生长发育，其中与婴幼儿生长发育关系最为密切的有以下几种：

（1）维生素 A。维生素 A 是促进婴幼儿生长、增进健康的必需微量营养素，摄入不足可延缓婴幼儿体重的增长，并使婴幼儿出现上皮组织角化、结膜干燥症、夜盲症等症状；摄入过量也可引起中毒，表现出呕吐、昏睡、头痛、皮疹等症状。

（2）维生素 D。新生儿维生素 D 水平主要取决于母亲孕期的储备，若母亲储备不足，新生儿会有骨矿化不足、患维生素 D 缺乏性佝偻病、生长发育迟缓的风险。婴幼儿应适量补充维生素 D 并多晒太阳，但要避免长期过量摄入维生素 D。

（3）维生素 B_1。维生素 B_1 参与细胞中的能量代谢，它的缺乏会造成婴幼儿体内的代谢障碍。对于生长发育旺盛的婴幼儿来说，维生素 B_1 的缺乏会严重影响体内的能量代谢，进而影响生长发育，造成严重后果。维生素 B_1 还具有增进食欲、促进生长的功能，对神经细胞的传递功能也有重要作用。

（4）维生素 B_2。维生素 B_2 是机体中许多重要辅酶的组成成分，在氨基酸、脂肪酸和碳水化合物的代谢中具有重要作用。

（5）维生素 C。维生素 C 是一种重要的营养素，可以促进胶原蛋白的合成，帮助伤口愈合，促进非血红素铁的吸收利用，对预防贫血有重要作用。维生素 C 还是一种非常有效的抗氧化剂，它可以提高人体的抗氧化水平，还可以阻止亚硝酸盐转化成致癌的亚硝胺。

（6）其他。人工喂养的婴幼儿和早产儿还应注意维生素 E 的补充，尤其是早产儿，更应注意补充维生素 E。

拓展知识

维生素 C 的抗病毒作用

维生素 C 是一种水溶性维生素，它在人类与病毒的抗争中充当着关键性的角色，在抗病毒和预防病毒性传染病方面具有很高的应用价值。目前，中国已成为维生素 C 的生产大国，但是，中国人服用维生素 C 的平均剂量远逊于欧美人和日本人。如果我们普遍认识到维生素 C 预防和治疗病毒性传染病的原理并且按量服用，就可以预防很多病毒的传播。在治疗禽流感、传染性非典型肺炎（SARS）和艾滋病（AIDS）等严重的病毒性传染病上，维生素 C 也可以发挥巨大的效用。

资料来源：张虹，秦红兵 . 药理学［M］. 3 版 . 北京：中国医药科技出版社，2019：221.

学有所思

脂溶性维生素和水溶性维生素各有什么特点？

三、矿物质

（一）钙

钙是构成人体骨骼和牙齿的主要成分，在婴幼儿生长发育过程中，钙会不断地沉积、储存在骨骼中。摄入充足的钙，不仅是婴幼儿骨骼生长的重要保证，也是成年之后骨量充足的基础。生长发育期的婴幼儿如果钙不足，会导致骨矿化不足、新骨结构异常、生长迟缓，严重的还会出现骨骼变形和佝偻病。在人体骨骼发育和牙齿形成的关键时期，钙缺乏导致的损害是不可逆转的。钙还参与维持体内的多种生理功能，是保证人体正常生理活动的重要营养素。

案例评析

案例： 某幼儿早期常烦躁不安，爱哭闹，睡觉易惊醒，汗多，特别是入睡后头部多汗，由于汗的刺激使其感到不舒服，因此头常在枕头上摩擦，使脑后枕部出现半圈秃发，医学上称“枕秃”，囟门关闭较晚，肋骨呈串珠状，长骨弯曲，腿呈O形。如图3－1所示。

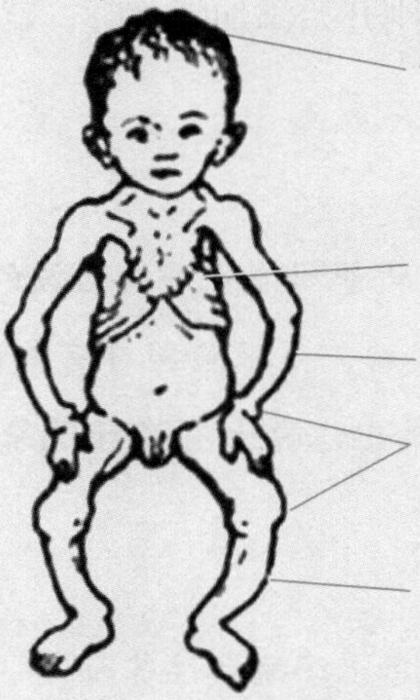

图3－1　幼儿症状表现

评析：

这名幼儿患的是佝偻病。佝偻病发病率为北方高、南方低。

（1）病因：因日光照射不足、幼儿生长过快，储存在体内的钙和后天营养的供给量不能满足生长发育的需要；疾病的影响；钙的吸收利用发生障碍；等等。

（2）症状：佝偻病的早期表现为烦躁、夜啼、多汗、摇头和枕后秃发等；佝偻病进入活动期后会出现骨骼改变，如方颅、肋骨串珠、肋软沟、鸡胸、脊柱弯曲、下肢弯曲等，动作发育迟缓。

（3）预防：要为幼儿增加营养，多补充钙和维生素D，多安排幼儿到户外活动，让幼儿多晒太阳，接受阳光中紫外线的照射有助于预防佝偻病的发生。

（二）钠

钠是人体必需的营养素，对于调节体内渗透压、维持酸碱平衡、维持正常血压起着重要作用。婴幼儿对钠的需要量非常少，1岁以内的婴儿不需吃盐及含盐的调味品

（盐的成分为氯化钠）。1 岁后的幼儿钠的需要量有所增加，但依然应保持辅食的清淡口味，避免摄入过多的盐和调味品。

（三）铁

铁是构成血红蛋白的必备成分，也是组成肌肉组织中肌红蛋白的重要成分，对婴幼儿的生长发育具有非常重要的作用。如果长期铁摄入不足，婴幼儿的生长发育就会受阻，并且会影响智力发育。铁缺乏还会造成缺铁性贫血。

足月出生的健康新生儿体内储备的铁能够保证出生后 4 ～ 6 个月所用，当婴儿临近半岁时，储存的铁已基本耗尽，需要从饮食中获得铁来满足身体所需。所以婴幼儿的辅食一定要保证含有充足的铁，在刚开始添加辅食时，就应该提供富含铁的食物。

案例评析

案例：小瑞今年一岁半了，最近妈妈发现一向活泼的小瑞不爱活动了，容易疲劳，饭量也减少了；脸色有些发白，下眼脸同样有些发白，口唇、口腔黏膜、指甲也逐渐苍白，而且注意力不集中；晚上有盗汗现象，入睡之后头部大量出汗，而且睡得不踏实。

评析：

从小瑞的症状来看，他可能是患上了缺铁性贫血。

（1）病因：1）生长发育迅速。6 个月前的婴儿，由于在母亲体内摄入了足够量的铁，因此不易缺铁。6 个月以后的婴幼儿，生长发育迅速，对铁的需要量相对比成人多。2）铁的摄入量不足。6 个月以后的婴幼儿，如果辅食中缺乏铁元素，就极易造成缺铁。3）辅食添加不正确。照护者对铁元素的认识不正确会导致错误添加辅食。虽然茄子、木耳、芹菜等蔬菜中含有铁元素，但是这些铁元素人体吸收率很低，所以靠蔬菜类食物补铁是不正确的。补铁最好的食物是动物类食物，例如猪肝、红色的肉类等，而且维生素 C 有助于铁的吸收，在补充辅食的时候加入一些富含维生素 C 的食物会使铁的吸收效果更好。4）疾病。一些疾病如腹泻、钩虫病等会影响铁的吸收，加快体内铁的消耗。

（2）症状：早期轻度贫血者临床上一般不会表现出明显的症状，往往是在体检的时候发现的。中度和重度贫血者可表现出一系列临床症状和体征，如面色苍白，指甲、眼角膜、嘴唇发白，全身无力、疲倦，心率快，烦躁、爱哭，头发无光泽、毛发脱落，容易感染和生病。

（3）护理及预防：轻度的贫血患儿一般不需要特殊治疗，在饮食中增加含铁元素多的食物即可。中度和重度的贫血患儿需要在医生的指导下服用铁剂。为了预防缺铁性贫血，母亲怀孕后期要注意补铁；为婴幼儿选择含铁丰富的食物，注意在辅食中添加动物性的含铁丰富的食物。

（四）锌

锌是人体内很多酶的组成成分和活化剂，参与体内多项生化反应，是促进婴幼儿生长发育的重要营养素。婴幼儿缺锌时会出现生长发育缓慢、味觉障碍、食欲不振、贫血、创伤愈合不良、免疫功能低下等症状。

（五）碘

碘参与甲状腺素的合成。甲状腺素是调节人体物质代谢的重要激素，能够促进蛋白质的合成与骨的钙化，对婴幼儿的生长发育影响很大。

学习任务二 婴幼儿的营养来源

【热身思考】

蛋白质、碳水化合物、脂肪、维生素、矿物质的膳食来源分别有哪些？

【任务探索】

利用网络搜索婴幼儿所需营养素分为哪几类，分别来源于哪些膳食，并在表 3－2 中列出。

表 3－2 婴幼儿所需营养素及其膳食来源

营养素分类	膳食来源

【学习支持】

一、能量——三大产能营养素的来源

（一）蛋白质

1. 蛋白质的膳食来源

蛋白质分为动物性蛋白质和植物性蛋白质。动物性蛋白质含量更高、质量更好。各类食物的蛋白质含量分别是：肉类（畜、禽、鱼）为 10% ～ 20%、奶类为 3%、奶粉为 25% ～ 27%、蛋类为 12% ～ 15%、干豆类为 20% ～ 24%、硬果类为 15% ～ 25%、谷类为 6% ～ 10%、薯类为 2% ～ 3%。膳食中优质蛋白质应占蛋白质总量的 30% ～ 50%。《中国居民膳食营养素参考摄入量（2023 版）》中婴幼儿蛋白质的推荐摄入量为：0 ～ 6 月龄为 9g/d；7 ～ 12 月龄为 17g/d；1 岁和 2 岁为 25g/d；3 岁为 30g/d。

补充蛋白质要做到以下四点：第一，要保证有足够数量和质量的蛋白质食物。第二，补充蛋白质要以足够的能量供应为前提。如果能量供应不足，机体将消耗食物中的蛋白质来产生能量。第三，各种食物合理搭配是一种既经济实惠，又能有效提高蛋白质营养价值的有效方法。几种蛋白质混合食用时，其中的氨基酸相互补充，可以显著提高营养价值。例如，谷类蛋白质含赖氨酸较少，而含甲硫氨酸较多，豆类蛋白质含赖氨酸较多，而含甲硫氨酸较少，这两类蛋白质混合食用时，必需氨基酸相互补充，大大提高了营养价值。第四，蛋白质供给量应根据婴幼儿年龄、生活条件而定。

2. 蛋白质的品质标准

（1）蛋白质的消化、吸收率。蛋白质的消化、吸收率越高，其营养价值就越高。整粒大豆由于含有蛋白酶抑制剂，所以会抑制人体对其中蛋白质的消化，其消化、吸收率为 60%，做成豆腐、豆浆后其蛋白酶抑制剂变性或被破坏，蛋白质消化、吸收率可提高到 90%。其他食物在煮熟后蛋白质消化、吸收率也能提高，如乳类为 98%，肉类为 93%，蛋类为 98%，米饭为 82%。

（2）蛋白质的利用率。被人体吸收后的蛋白质，由于其氨基酸与人体蛋白质的结构组成不同，因此利用率有高有低，利用率越高，其营养价值也越高。利用率的高低，称为蛋白质的生理价值。常见食物蛋白质的生理价值是：鸡蛋为 94%，牛奶为 85%，鱼肉为 83%，虾为 77%，牛肉为 76%，大米为 77%，白菜为 76%，小麦为 67%。动物性蛋白质由于其氨基酸与人体蛋白质的结构组成接近，因此其生理价值一般比植物性蛋白质高。

（3）蛋白质所含必需氨基酸的含量、种类、比例。所含必需氨基酸种类齐全、数量充足、比例适当的蛋白质，叫作完全蛋白质，如动物性蛋白质和豆类蛋白质。种类齐全，但比例不适当的蛋白质，叫作半完全蛋白质，如谷物蛋白质。种类不全的蛋白质，叫作不完全蛋白质，如肉皮中的胶质蛋白。

蛋白质的主要来源是肉、蛋、奶和豆类食品。一般而言，动物性蛋白质有较高的品质，含有充足的必需氨基酸。植物性蛋白质除大豆外大多缺少赖氨酸，豆类蛋白质又缺少甲硫氨酸。若是体内有一种必需氨基酸不足，就无法合成完整的蛋白质，其他过剩的氨基酸也会被身体代谢而浪费掉。所以，要想确保足够的必需氨基酸摄取，饮食中应该动、植物性蛋白质相互搭配，即荤素搭配，几种食物混合食用，提高蛋白质的利用率。例如，单纯食用玉米的蛋白质生理价值为60%、小麦为67%、大豆为64%，若把这3种食物按比例混合后食用，则蛋白质的利用率可提高到77%。①

拓展知识

鸡蛋是婴幼儿比较理想的营养食品吗？

一、鸡蛋中的营养素成分

鸡蛋的营养特别丰富。其蛋白质含量为13%～15%。鸡蛋蛋白质在体内被分解成氨基酸后，其比例和人体蛋白质特别相近，非常容易被人体吸收。鸡蛋含脂肪11%～15%，呈乳胶状态存在于蛋黄中，常温下是液体状，极易被人体吸收利用。

鸡蛋的蛋黄中含磷、铁、钙、镁、铜、锌等元素。其中，铁的含量高达6%，但卵黄磷蛋白的存在使铁的吸收受到影响，不过由于铁的含量高，因此鸡蛋仍不失为婴幼儿补铁的重要食物来源。

鸡蛋中还含有丰富的维生素A和维生素D，也含有少量B族维生素以及其他多种维生素。

因此可以说，鸡蛋是一种比较理想的营养食品。

二、鸡蛋的不足之处

按照平衡膳食的原则分析鸡蛋的营养价值，它也有不足的地方。如鸡蛋中不含维生素C，纤维素的含量也接近于零。此外，鸡蛋的价格相当于粮食类的2～3倍，从为机体提供能量的角度来看，光靠鸡蛋是远远不够的。而且婴幼儿如每日食用鸡蛋超过2个，而蔬菜进食少，就很容易引起大便秘结。

当然，人体需要的营养素是多种多样的，单靠哪一种食品肯定不能满足人体

① 余海忠，黄升谋．食品营养学概论［M］．北京：中国农业大学出版社，2018：34.

的需要，特别是生长发育迅速的婴幼儿。所以，鸡蛋从某种程度上来说是一种理想的营养食品，不过父母应注意给婴幼儿搭配其他食物一起吃。

资料来源：董守红 . 婴幼儿营养百科［M］. 北京：中国人口出版社，2005：363.

（二）碳水化合物

1. 碳水化合物的膳食来源

富含碳水化合物的食物主要包括谷类及谷类制品、干豆类及豆制品、坚果类、乳及其制品等。常见食物碳水化合物的含量如表 3－3 所示。

表 3－3 常见食物碳水化合物的含量①

食物种类	名称及每 100g 含量（g）
谷类及谷类制品	挂面（75），小米、大米（76），糯米（73.7），富强粉（75.9），小麦粉（71.5），燕麦片（61.6）
干豆类及豆制品	黄豆粉（30.5），腐竹（21.3），赤小豆（55.7），绿豆（55.6）
坚果类	栗子（40.5）
根茎类	甘薯（24）
茎、叶类	大蒜（26.5），金针菜（27.2）
菌藻类	紫菜（22.5），木耳（35.7），香菇（30.1），银耳（36.9）
水果类	红果（22），酸枣（62.7），香蕉（20.8），椰子（26.6），干枣（61.6），鲜枣（28.6）
畜类及其制品	猪肉松（49.7）
乳及其制品	炼乳（55.4），牛乳粉（51.7）
调味品	花生酱（22.3），甜面酱（27.1），蜂蜜（75.6）
其他类	巧克力（51.9），饼干（70.6），江米条（77.7），面包（58.1），蛋糕（66.7），粉丝（82.6），白砂糖（99.9），红糖（96.6），藕粉（92.9）

2. 婴幼儿碳水化合物的需要量

碳水化合物摄入过量或者不足都会引起身体不适。例如，摄入过量会引起蛋白质和脂肪的摄入量减少，也会对机体造成不良后果，导致体重增加以及各种慢性疾病；摄入不足会造成膳食蛋白质浪费、机体组织中的蛋白质和脂肪分解增强以及阳离子的丢失等。根据《中国居民膳食营养素参考摄入量（2023 版）》，婴幼儿每日碳水化合物

① 史明洁 . 婴幼儿营养、安全与卫生实务［M］. 南京：东南大学出版社，2016：6.

的适宜摄入量为：0～6月龄为60g，7～12月龄为80g，1～3岁为120g。但婴幼儿不宜食用过多的糖和甜食，应以谷类为主，如米、面等。

（三）脂肪

1. 脂肪的膳食来源

脂肪主要来自植物性和动物性食物。植物性食物来源有花生、大豆、玉米、芝麻、棉籽、菜籽、核桃和其他果仁，以及麦胚、米糖等；动物性食物来源有猪油、牛油、羊油、鱼油、奶油、蛋黄油和禽类油等。体力劳动较多的人要多吃一些脂肪，但不宜吃得太多，吃得太多会妨碍胃肠的分泌与活动，引起消化不良。过多的脂肪还会储存在体内，储存得过多（超过体重20%）时容易得肥胖病，甚至引起高血压和心脏病等疾病。脂肪的摄入也不能过少，否则势必会增加碳水化合物的摄取量而减少摄取其他营养素的可能，还会妨碍脂溶性维生素的吸收，导致皮肤干燥症。另外，人体摄入脂肪的多少与人体血浆中脂质的高低关系极为密切，摄入脂肪过多，可使血浆中甘油三酯浓度升高，导致血脂过高，而血脂过高与动脉粥样硬化的发生和发展有密切关系，所以饮食中脂肪的供应问题越来越受到人们的重视。

为了预防血脂过高，对饮食中脂肪的供应应注意以下两点：

（1）对中老年人和动脉粥样硬化患者，应供给低脂肪、低胆固醇饮食，尽量避免食用动物脑髓、内脏、肥肉、蛋黄和贝类等胆固醇含量高的食物。但可食用一些鱼类食物，因为鱼类食物中含有大量不饱和脂肪酸，就是多吃一些也无妨。

（2）食用油脂应以植物油为主。因为动物脂肪中含饱和脂肪酸较多，能提高血浆胆固醇的浓度，而植物油不含胆固醇，含不饱和脂肪酸较多，可使血浆胆固醇浓度降低。此外，植物油中还含有维生素E，有扩张小血管和抗凝血作用，可防止血管栓塞。

2. 婴幼儿脂肪的需要量

母乳中的脂肪较牛奶中的脂肪更容易消化。喂食脂肪食物过多，会引起食欲不振，消化不良，甚至腹泻，使体重减轻；但倘若膳食中脂肪缺乏，则易患干眼症、佝偻病和皮肤干燥症，也会引起体重不增。因而婴幼儿食物中脂肪的供应量要适宜。

婴幼儿对脂肪的需要量相对高于成人，脂肪中所含的不饱和脂肪酸是婴幼儿发育所必需的物质，是形成神经组织如髓鞘等的必备物质。根据《中国居民膳食营养素参考摄入量（2023版）》，脂肪能量占总能量的百分比为：0～6个月婴儿为48%，7～12个月婴儿为40%，1～3岁为35%。具体的量大致为：每日每千克体重新生儿需7g，2～3个月婴儿需6g，6个月后的婴儿需4g，1岁后随年龄增长逐渐减至3～3.5g。

二、维生素的来源

（一）维生素的膳食来源

维生素 A 的食物来源：动物性食物中含量丰富，较好的来源有动物肝脏、鱼肝油、鱼卵、乳类、禽蛋等；植物性食物以深绿色或黄红色蔬菜、水果（如菠菜、芹菜、胡萝卜、辣椒、芒果、杏、柿子等）为主。

维生素 D 的食物来源：植物性食物中，蘑菇、蛋类含量丰富；动物性食物中，鱼肝和鱼油含量最丰富，其次是鸡蛋、牛奶与乳制品、咸水鱼。

维生素 B_1 的食物来源：含量最为丰富的是葵花仁、花生、大豆粉和瘦猪肉，其次为小麦粉、小米、玉米、大米等谷类食物。

维生素 B_2 的食物来源：主要是动物肝脏、动物心脏、蛋黄和乳类。

维生素 C 的食物来源：以新鲜蔬菜和水果为主。

学有所思

维生素 D 可以从哪些途径获取？

（二）婴幼儿维生素的需要量

婴幼儿维生素的需要量可根据月龄分为三个阶段，如表 3－4 所示。

表 3－4　0～36 月龄婴幼儿维生素需要量

月龄	维生素 A（μgRAE/d）	维生素 D（μg/d）	维生素 B_1（mg/d）	维生素 B_2（mg/d）	维生素 C（mg/d）
0～6 个月	300	10	0.1	0.4	40
7～12 个月	350	10	0.3	0.6	40
13～36 个月	男：340 女：330	10	0.6	男：0.7 女：0.6	40

（三）婴幼儿维生素缺乏症

维生素是维持人体正常生理功能所必需的营养素。要保证婴幼儿从膳食中摄取到适量的维生素，以维持身体的正常发育，如果人体缺乏维生素，就会引起疾病。

1. 维生素 A 缺乏症

维生素 A 的主要功用是促进生长、保持黏膜及上皮组织的正常结构，它还是合成视网膜视紫质的重要成分。若体内缺乏维生素 A，会导致婴幼儿出现生长停滞，上皮组织角化，抵抗力下降、易感冒，皮肤相对干而粗糙，易患夜盲症和干眼症。

2. 维生素 D 缺乏症

维生素 D 的主要作用是帮助钙沉积在骨骼上。如果只补充钙而不同时摄取维生素 D，钙将无法吸收。维生素 D 缺乏会引起佝偻病，并可导致脊柱弯曲、胸畸形、弓形腿、骨骼软化和牙齿损坏等。

3. 维生素 B_1 缺乏症

维生素 B_1 对糖代谢和维持神经系统正常功能具有重要作用。婴幼儿体内缺少维生素 B_1 时，会出现肠蠕动减慢、消化不良或食欲不振、双腿酸软无力或伴有下肢水肿、哭声沙哑等现象，同时易出现便秘、脚气病、腿部抽筋以及抑郁症等。

4. 维生素 B_2 缺乏症

维生素 B_2 不仅不耐高温，而且易被碱化和被日光破坏。婴幼儿体内维生素 B_2 缺乏会导致感冒时易患角膜炎、眼睛怕强光刺激、眼睛易疲劳、嘴角干裂以及舌炎等。

5. 维生素 C 缺乏症

维生素 C 在人体内不能自己合成，必须由食物提供。各种酸味重的水果如番茄、山楂、鲜枣以及各种新鲜绿叶蔬菜都是维生素 C 的良好食物来源，动物性食物中含维生素 C 较少。维生素 C 是一种水溶性维生素，性质极不稳定。婴幼儿体内缺乏维生素 C 时会导致坏血病，表现出乏力、牙齿松动、伤口易出血、伤口不易愈合等症状。

案例评析

案例 1：小航 6 个多月了，出生后一直吃母乳，妈妈每天按时按点地给他喂奶。按理说，母乳是婴儿最好的食物，小航每日按时吃母乳应该长得又快又壮才对，但是小航比起同龄的婴儿却显得又瘦又小。他好像总是没食欲，不太爱吃奶，还经常吐奶、拉肚子，也不像别的宝宝那样活泼爱玩。不知为什么，这两天小航的嗓子突然沙哑起来，更不爱吃东西，也更没精神了。小航的妈妈吃东西很挑剔，总是这也不吃那也不吃，有了小航以后还是这样。平时，米和面她都要吃精细的，淘米时经常是洗了一遍又一遍，还要用力搓几下；每次洗菜，她都要把菜放在水里泡上半天；肉和蛋类她也不爱吃，豆制品更是很少得到她的“青睐”。

评析：

从小航的症状来看，他患有维生素 B_1 缺乏症。

（1）病因：维生素 B_1 缺乏症主要是由饮食中缺乏含有维生素 B_1 的食物以及

疾病造成的。若在辅食或食物的制作过程中没有使用正确的方法，会造成食物中维生素 B_1 的流失，例如食品精加工、米的淘洗次数过多、在米饭制作过程中加碱等。

（2）症状：维生素 B_1 缺乏症患儿会出现烦躁不安或嗜睡、眼睑下垂、哭声沙哑或失声、吮奶无力等症状。

（3）预防：母亲在母乳喂养期间，饮食要均衡，不挑食。平时在给婴幼儿添加辅食时应该注意添加含维生素 B_1 的食物，例如葵花仁、花生、大豆粉、瘦猪肉、粗粮等食物。

案例 2：小布丁现在 5 个月了，由于妈妈身患疾病，不能进行母乳喂养，因此小布丁一直吃配方奶粉。这几天，妈妈发现小布丁脸色苍白，不爱吃奶粉，而且总是哭闹，体重没有增长反而减轻了，还伴有腹泻、呕吐等症状，同时皮肤上出现出血点，尤其是腿上比较多。

评析：

根据小布丁的症状，尤其是出现出血点，下肢较多，可以怀疑小布丁缺乏维生素 C。缺乏维生素 C 容易导致坏血病，这在婴幼儿中比较常见。

（1）病因：首先，维生素 C 缺乏是维生素 C 摄入量不足引起的。一般动物体内可以从葡萄糖和其他单糖中合成维生素 C，而人类和某些动物（猴子、豚鼠、鸟类、鱼类等）体内不能合成维生素 C，必须从外界摄入。母乳喂养的婴幼儿一般不容易患维生素 C 缺乏症，因为人乳中维生素 C 的含量为 40 ～ 70mg/L，可以满足一般婴幼儿的需要。人工喂养的婴幼儿容易缺乏维生素 C，如偏食或不及时补充新鲜蔬菜、水果，可造成摄入不足。其次，如果长期有消化、吸收障碍，消化不良或者腹泻，可导致维生素 C 吸收少，或者流失比较快。最后，如果胃酸过多，维生素 C 在胃肠道内容易受到破坏。

（2）症状：一般在维生素 C 缺乏数月后，会出现坏血病的症状，如倦怠、全身乏力、无精打采、虚弱、厌食、营养不良、面色苍白、轻度贫血、牙龈肿胀和出血等，并可因牙龈及齿槽坏死而致牙齿松动、脱落，骨关节肌肉疼痛，皮肤出现红色瘀点、瘀斑。婴幼儿可因骨膜下出血而出现下肢假性瘫痪，肿胀、压痛明显，髋关节外展，膝关节半屈，足外旋，蛙状体位等。

（3）护理和预防：当婴幼儿出现维生素 C 缺乏症时，可以根据情况适当地给婴幼儿补充维生素 C，轻症者每日供应量为 200 ～ 300mg，重症者每日供应量为 300 ～ 500mg。保持婴幼儿口腔清洁，预防或治疗继发感染，止痛，有严重贫血者可予输血，补给铁剂。同时可以让婴幼儿吃一些富含维生素C的食物，例如橘子、橙子、青椒、苦瓜等。①

三、矿物质的来源

（一）矿物质的膳食来源

钙的食物来源：乳及乳制品（婴幼儿最理想的钙源，钙含量丰富、吸收率高）、豆类及其制品（尤其是大豆、黑豆含钙较为丰富）、芝麻、小虾皮、海带等。

铁的食物来源：动物性食品含铁丰富、吸收率高，如动物肝脏、动物血、瘦肉等。植物性食物含铁量高的有黑木耳、海带、芝麻等。

锌的食物来源：动物性食物，如瘦肉、动物内脏、蛋黄、鱼类及其他海产品，尤以墨鱼卵和牡蛎含量较高。

碘的食物来源：海产品，如海带、紫菜、海鱼、虾和贝类。

（二）婴幼儿矿物质的需要量

婴幼儿矿物质的需要量可根据月龄分为三个阶段，如表3－5所示。

表3－5 0～36月龄婴幼儿矿物质需要量

月龄	钙（mg/d）	铁（mg/d）	锌（mg/d）	碘（μg/d）
0～6个月	200	0.3	1.5	85
7～12个月	350	7	3.2	115
13～36个月	500	10	4.0	90

（三）常见矿物质缺乏症

1. 缺铁性贫血

缺铁性贫血主要是体内储铁不足和食物缺铁造成的一种营养性贫血，多见于6个月至2岁婴幼儿。具体来说，缺铁性贫血的原因有以下几种：（1）母亲在妊娠期营养不良或婴儿早产，使新生儿体内铁储备不足。（2）婴儿期生长过快，铁的需要量快速增加，但婴儿以乳食为主，奶中含铁量低，又未能在辅食中得到及时补充。（3）有些

① 史明洁.婴幼儿营养、安全与卫生实务［M］.南京：东南大学出版社，2016：6.

较大幼儿因营养供应不足或急慢性疾病感染，经常腹泻或长期慢性失血等。预防婴幼儿缺铁性贫血，首先要做好孕妇的孕期保健，保证孕妇摄入充足的营养，以防新生儿体内铁储备不足；在哺乳期要适时为婴幼儿添加辅食，特别是含铁丰富的食物，如肝泥、肉末、蛋黄、豆类、血豆腐等食物，同时应增加蔬菜、水果等富含维生素 C 的食物以促进铁的吸收。早产儿体内铁储备少，出生后更应及时补充富含铁的食物。

2. 锌缺乏症

锌是人体中的一种重要微量元素，人的整个生命过程都离不开锌。人一生中最需要锌的时期是胚胎期、新生儿期和幼儿期。锌缺乏症是婴幼儿的常见病。母乳不足、未能按时添加辅食、锌吸收利用不良、偏食等均可造成锌缺乏症。为防止婴幼儿缺锌，首先应提倡母乳喂养，人乳中的锌易为婴幼儿所吸收；其次要在婴幼儿饮食中增加富含锌的各种动物性食品，如瘦肉、动物肝、鱼类、海产品、坚果类食品等。①

案例评析

案例：小辛快 3 岁了，最近妈妈发现小辛不爱吃饭，总是挑食，但是对纸屑"情有独钟"，没事儿就喜欢咀嚼纸屑。托育机构的老师也向小辛妈妈反映，最近小辛注意力不集中，而且比以前爱动。

评析：

从小辛的症状，尤其是喜欢咀嚼纸屑等行为来看，小辛患有锌缺乏症。

（1）病因：食物中含锌不足是锌缺乏的主要原因。母乳不足、未及时添加含锌的辅食，加上婴幼儿生长速度较快，易导致婴幼儿锌的摄入量不足。如有消化系统方面的疾病，还会阻碍人体对锌的吸收，如慢性腹泻、慢性痉疾、胆囊纤维化、肠道感染等疾病均可导致锌的吸收减少。此外，谷类食物中含植酸和纤维素，可造成锌的吸收不良；钩虫病、疮疾可造成反复失血、溶血，引起锌的丢失；大量出汗也会造成锌的丢失过多；如果长期服用含金属螯合剂（如青霉胺、四环素等）的药物可降低锌的吸收率及生物活性，这些金属螯合剂与锌结合从肠道排出体外，造成锌的缺乏。

（2）症状：婴幼儿期缺锌的早期典型表现是生理性生长速度缓慢。缺锌会妨碍核酸、蛋白质的合成，影响分解代谢酶的活性，导致婴幼儿的生长发育迟缓。一般而言，缺锌的婴幼儿身高、体重会低于正常同龄婴幼儿，甚至出现侏儒症

① 张谦，王丹．食品营养与健康［M］．北京：中国医药科技出版社，2019：119.

等。缺锌常引起口腔黏膜增生及角化不全，易脱落。而大量脱落的上皮细胞会掩盖和阻塞舌乳头中的味觉小孔，使食物难以接触味蕾，不易引起味觉，从而造成食欲减退。婴幼儿缺锌会导致异食癖，例如吃土、纸张、墙皮及其他异物。锌缺乏的婴幼儿免疫功能下降，易患各种感染性疾病，如腹泻、肺炎等。缺锌还可导致皮肤损害，表现为肠病性肢端皮炎，严重的表现为各种皮疹、大疱性皮炎、复发性口腔溃疡等。

（3）护理和预防：补锌要从准妈妈做起，孕期应经常吃含锌比较多的食物。提倡母乳喂养，至少也要母乳喂养婴幼儿3个月，然后再逐渐改用配方奶粉或其他代乳品喂养。母乳中锌的吸收率高，可达62%，尤其是初乳含锌量更高。一般动物性食物的含锌量高于植物性食物，且动物性蛋白质分解后所产生的氨基酸能促进锌的吸收，吸收率一般在50%左右。人工喂养的婴幼儿应从4个月起开始添加容易吸收的富锌辅食，如瘦肉末、蛋黄、鱼泥、动物肝、牡蛎、花生米粉、核桃仁粉等。要从小引导婴幼儿养成不挑食、不偏食的好习惯，饮食结构合理均衡，粗细杂粮混合搭配。平时还应注意不要让婴幼儿吃过多的糖和甜食，以免影响锌的吸收。药物补锌必须经过医院检查，确诊为明显缺锌的婴幼儿方可在医生指导下给予硫酸锌糖浆或葡萄糖酸锌等制剂。但要注意，锌的有效剂量与中毒剂量相距甚小，使用不当很容易导致过量，诱发缺铁、缺铜、贫血等一系列病症，复查正常后应及时停药。

模拟测试

一、选择题

1. 以下哪个营养素不属于人体的三大产能营养素？（　　）

A. 蛋白质　　B. 脂肪

C. 维生素　　D. 碳水化合物

2. 以下不属于人体所需矿物质的是（　　）。

A. 钙　　B. 铁

C. 锌　　D. 氨基酸

3. 户外活动时，紫外线照射皮肤可以生成（　　）。

A. 维生素 A　　B. 维生素 D

C. 维生素 C　　D. 维生素 B

4. 甲状腺素是调节人体物质代谢的重要激素，能够促进蛋白质的合成与骨的钙化，（　　）参与甲状腺素的合成。

A. 钙　　B. 碘

C. 锌　　D. 钠

5. 7 ～ 12 月龄婴儿每日蛋白质推荐摄入量为（　　）。

A. 9g　　B. 17g

C. 25g　　D. 30g

6. 下列哪种食物碳水化合物含量最高？（　　）

A. 糯米　　B. 赤小豆

C. 鲜枣　　D. 巧克力

二、判断题

1. 婴幼儿仅需要摄入能量和蛋白质即可保证营养。（　　）

2. 缺少维生素 A 不会导致疾病。（　　）

3. 婴幼儿的奶和辅食中含有脂肪，无须再添加。（　　）

4. 粮谷类（小麦、大米等）、薯类（土豆、红薯等）和杂豆类（绿豆、红豆等）的碳水化合物含量一样。（　　）

5. 缺钙的话只需要补钙就可以了。（　　）

三、简答题

婴幼儿缺锌正常吗？原因有哪些？怎么预防婴幼儿缺锌？

【学习笔记】

我的收获：

____

____

____

____

我的问题：

____

____

____

____

解决办法：

______

______

______

______

项目四 婴幼儿的营养与科学喂养

学习目标

知识目标

1. 了解不同年龄段婴幼儿消化系统的发育特点。
2. 熟悉不同年龄段婴幼儿的营养需要。
3. 了解不同年龄段婴幼儿的进食特点。

能力目标

1. 能为不同年龄段的婴幼儿选择合适的食物。
2. 能对不同年龄段婴幼儿进行科学喂养。
3. 能有针对性地培养婴幼儿良好的饮食习惯。

素质目标

1. 养成幼有所育、幼有优育的意识。
2. 培养爱幼护幼的精神以及爱岗敬业的职业素养。

思维导图

- 婴幼儿的营养与科学喂养
  - 0～1岁婴儿的营养与科学喂养
    - 0～1岁婴儿消化系统的发育特点
    - 0～1岁婴儿营养需要
    - 0～1岁婴儿进食特点
    - 0～1岁婴儿的科学喂养
    - 0～1岁婴儿饮食习惯的培养
  - 1～3岁幼儿的营养与科学喂养
    - 1～3岁幼儿消化系统的发育特点
    - 1～3岁幼儿营养需要
    - 1～3岁幼儿进食特点
    - 1～3岁幼儿的科学喂养
    - 1～3岁幼儿一日食谱参考
    - 1～3岁幼儿饮食习惯的培养

情境导入

萌萌吃了6个月的母乳了，身体各项指标都正常。由于萌萌妈妈的产假已经结束，同时母乳量也不够了，因此萌萌妈妈决定实施混合喂养，并将萌萌交给奶奶来带。萌萌奶奶觉得婴幼儿配方奶粉价格昂贵，营养价值跟普通牛奶差不多，于是自作主张给萌萌交替喂配方奶粉和普通牛奶。过了一段时间，萌萌妈妈带着萌萌去体检，检测出萌萌患上了缺铁性贫血。

问题：

（1）为什么萌萌会患缺铁性贫血？

（2）照护者应该如何喂养1岁内的婴儿？

点评：0～1岁是人一生中生长发育的第一个高峰期，婴儿只有充足、合理地摄入营养，才能保证良好的生长发育，预防营养性疾病的发生。同时，这一时期往往也是喂养方式发生变化的时期，婴儿需要经历母乳喂养、辅食添加等阶段。为了正确合理地喂养婴儿，照护者有必要了解婴儿消化系统的发育特点，并根据其生理特点和特殊的营养需求进行合理喂养。

学习任务一　0～1岁婴儿的营养与科学喂养

【热身思考】

1. 0～1岁婴儿消化系统的发育特点是什么？
2. 0～1岁婴儿进食有哪些特点？

【任务探索】

利用互联网搜索产妇在不同情况下可采取的母乳喂养姿势有哪些，以及具体的动作详解，并在表4-1中列出。

表 4-1 母乳喂养的不同姿势

母乳喂养姿势	适宜情况	动作详解

【学习支持】

一、0～1 岁婴儿消化系统的发育特点

（一）0～6 月龄婴儿消化系统的发育特点

足月新生儿出生时颊部有较厚的脂肪垫，能自主吸吮和吞咽；口腔黏膜薄嫩，血管丰富，唾液腺发育不够完善，唾液分泌少，易受损伤和细菌感染。3 月龄后婴儿的唾液分泌开始增加。5 月龄后婴儿的唾液分泌明显增多，舌、面颊及下颚肌肉逐渐能协调配合，乳牙开始萌出。

整体来说，0～6 月龄婴儿味觉敏感，唾液淀粉酶数量不断增加，活性也不断增强，但口腔浅，不能及时吞咽所分泌的全部唾液，因此常发生生理性流涎。0～6 月龄婴儿大部分时间都为平躺姿势，胃呈水平状，容量较小；贲门（胃的入口）括约肌发育不完善、关闭不严，容易发生溢奶；幽门（胃的出口）括约肌紧张，胃酸分泌少，胃蛋白酶活性差，消化功能较弱；肠壁薄，肠蠕动不规律，肠道淀粉酶、胰酶和胆盐较少，吸收功能较弱。

（二）7～12 月龄婴儿消化系统的发育特点

7～12 月龄婴儿牙齿增多，咀嚼、吞咽功能更加成熟，对食物的味道、性状敏感，肠道蠕动能力增强，胃肠消化酶（能帮助人体消化吸收的酶的总称）数量增加、活性增强，物理性消化和化学性消化能力明显提升。但该阶段的婴儿肝脏发育不完善，胆汁（对脂肪有乳化作用）分泌少，消化和吸收脂肪的能力较弱。

二、0～1 岁婴儿营养需要

0～1 岁是人一生中生长发育的第一个高峰期，在此阶段婴儿生长速度极快，其体重在 1 岁时可达出生时的 3 倍左右，身高可增长 50%。婴儿在快速生长的同时需要

消耗大量的能量，应及时补充充足的蛋白质、铁、锌、维生素 A、维生素 D、长链多不饱和脂肪酸及胆碱等营养素。可以说，0 ～ 1 岁是人一生中营养需求最旺盛的时期。婴儿一出生即需要完成从依赖母体供养到依赖食物营养的转变，因此，0 ～ 1 岁婴儿的饮食结构与其他时期有较大差异，照护者应格外重视此时期婴儿特殊的营养需求。

（一）能量的需要

能量摄入长期不足，可导致婴儿低体重和生长发育迟缓；能量摄入过多，可导致婴儿超重或肥胖。均衡的营养对婴儿健康非常重要，中国营养学会推荐，0 ～ 6 个月婴儿的能量摄入量为 90kcal/（kg.d），7 ～ 12 个月婴儿为 75kcal/（kg.d）。

（二）蛋白质的需要

婴儿的蛋白质需要量较成人相对更多，蛋白质供给的能量占每天总能量的 2% ～ 15%。蛋白质摄入不足时，会导致生长发育迟缓、消瘦、贫血等，并可出现抵抗力下降、水肿、伤口不易愈合等现象。蛋白质摄入过多，会增加婴儿胃肠道负担，造成消化功能紊乱，出现消化不良、便秘等，还会加重肝、肾负担，影响婴儿生长发育。中国营养学会推荐，0 ～ 6 个月婴儿的蛋白质摄入量为 9g/d，7 ～ 12 个月婴儿为 17g/d。

（三）脂肪的需要

婴儿早期，母乳喂养的婴儿每天摄入脂肪提供的能量可占到总能量的 50%。随着月龄的增长，脂肪所供能量占总能量的比例逐渐降低，婴儿所需脂肪的摄入量也相应减少。必需脂肪酸对婴儿神经髓鞘的形成、大脑及视网膜光感受器的发育和成熟具有非常重要的作用。婴儿对必需脂肪酸缺乏较敏感，膳食中缺乏必需脂肪酸容易导致婴儿皮肤干燥或脂溶性维生素缺乏。中国营养学会推荐，0 ～ 6 个月婴儿每日膳食中脂肪提供的能量占总能量的 48%，7 ～ 12 个月婴儿为 40%。

（四）碳水化合物的需要

婴儿碳水化合物的摄入量应占总能量的 40% ～ 50%，随月龄增长碳水化合物占总能量的比例应达 50% ～ 60%。若婴儿长期碳水化合物摄入不足，可导致营养不良；若摄入碳水化合物过多，而摄入蛋白质不足，婴儿体重虽正常增长，但肌肉会松弛，对疾病的抵抗力会降低。

（五）矿物质的需要

1. 钙的需要

中国营养学会推荐，0 ～ 6 个月婴儿钙的适宜摄入量为 200mg/d，7 ～ 12 个月婴儿钙的适宜摄入量为 350mg/d。母乳含钙量约为 34mg/L，虽然较配方奶低，但母乳中钙、磷比例适宜，钙的吸收率比配方奶高。

2. 铁的需要

孕妇孕期铁营养状况良好时，胎儿期储存的铁可满足正常足月儿出生至 6 个月的需求。但即使胎儿期铁的营养状况良好，0 ～ 6 个月婴儿也应摄入铁 0.3mg/d，7 ～ 12 个月婴儿应摄入铁 7mg/d。对母乳喂养的婴儿在 6 月龄时应关注其铁营养状况，及时补充含铁丰富的食物，预防铁缺乏和缺铁性贫血。

3. 锌的需要

锌对机体免疫功能、激素调节、细胞分化，以及味觉形成等过程有重要影响。0 ～ 6 个月婴儿应摄入锌 1.5mg/d，7 ～ 12 个月婴儿应摄入锌 3.2mg/d。

4. 碘的需要

婴儿对碘的需要量较少，0 ～ 6 个月需要量为 85μg/d，7 ～ 12 个月需要量为 115μg/d。碘缺乏可导致婴儿生长发育迟缓，神经发育落后。

（六）维生素的需要

1. 维生素 A 的需要

维生素 A 能够维持婴儿正常的生长发育和皮肤、口腔、眼睛黏膜的健康。0 ～ 6 个月婴儿维生素 A 的需要量为 300μgRAE/d，相当于 1 000IU/d，7 ～ 12 个月婴儿维生素 A 的需要量为 350μgRAE/d，大约相当于 1 167IU/d。

2. 维生素 D 的需要

维生素 D 对于婴儿的生长发育十分重要。维生素 D 在母乳和牛乳中均较少，一般食物中含维生素 D 也较少，新生儿出生后数天即需每天补充维生素 D 制剂。足月儿需要维生素 D 的量为 10μg/d，早产儿、低出生体重儿出生后应补充维生素 20 ～ 25μg/d，3 个月后改为 10μg/d。

3. B 族维生素的需要

B 族维生素中的维生素 B_1 和维生素 B_2 可促进婴儿的生长发育，其需要量随能量需要量的增加而增加。0 ～ 6 个月婴儿维生素 B_1 的需要量为 0.1mg/d，维生素 B_2 的需要量为 0.4mg/d；7 ～ 12 个月婴儿维生素 B_1 的需要量为 0.3mg/d，维生素 B_2 的需要量为 0.6mg/d。

4. 维生素 C 的需要

维生素 C 能促进铁的吸收，并参与人体内多种酶促反应。0 ～ 12 个月婴儿维生素 C 的需要量为 40mg/d。

（七）水的需要

水是人体内的重要成分，婴儿体内含水量占体重的比例为70% ～ 75%。0 ～ 6个月婴儿水的需要量为700mL/d，7 ～ 12个月婴儿水的需要量为900mL/d。由于乳汁中90%以上的成分是水，因此0 ～ 6个月婴儿无须额外喝水。6个月以上的婴儿应根据具体情况适量摄入水分。

三、0 ～ 1岁婴儿进食特点

0 ～ 1岁婴儿的进食过程应遵循从液体食物到泥糊状食物再到固体食物的顺序。母乳是婴儿最理想的天然食物，对婴儿的健康成长和生长发育有着不可替代的作用。0 ～ 6个月婴儿宜用母乳喂养，若母乳不足可选用配方奶进行混合喂养或人工喂养。从6月龄起，在合理添加辅食的基础上，应继续母乳喂养至2岁或更久。6月龄婴儿已具备一定的进食能力，适宜添加辅食。此外，6月龄前后也是婴儿行为发育的关键时期，添加辅食能够帮助婴儿逐步适应不同的食物，促进其味觉发育，锻炼其咀嚼、吞咽和消化功能，也有助于培养良好的饮食习惯，避免日后偏食，从而保证其获取足够的营养素和能量。

四、0 ～ 1岁婴儿的科学喂养

（一）食物的选择

1. 液体食物

液体食物主要包括母乳、普通婴幼儿配方奶及特殊医学用途婴幼儿配方食品。

（1）母乳。母乳是婴幼儿最理想的天然食物，也是0 ～ 1岁婴儿最主要的营养来源。母乳中含有较多的优质蛋白质、必需脂肪酸和乳糖等，且各种营养成分的配比适当，易被婴儿吸收利用。此外，母乳中还含有丰富的、不可替代的免疫球蛋白、免疫活性细胞及其他多种生物活性成分，有利于婴儿肠道健康微生态环境的建立和肠道功能的成熟，能够降低感染性疾病和过敏性疾病发生的风险，对婴儿健康成长有着不可替代的作用。

（2）普通婴幼儿配方奶。普通婴幼儿配方奶是用普通婴幼儿配方奶粉冲调而成的。普通婴幼儿配方奶粉是以婴幼儿营养需求、消化代谢特点和母乳成分研究为依据，以牛奶、羊奶或大豆蛋白为基础原料，经过一定配方设计和工艺处理而制成的一种干粉。普通婴幼儿配方奶能够基本满足婴幼儿的营养需求，可用于喂养不同生长发育阶段的健康婴幼儿。

（3）特殊医学用途婴幼儿配方食品。特殊医学用途婴幼儿配方食品是针对特殊医学状况婴幼儿的营养需求设计制成的食品。根据适用的医学状况的不同，可进一步将特殊医学用途婴幼儿配方食品分为不同类别，如表 4－2 所示。

表 4－2　特殊医学用途婴幼儿配方食品的类别

产品类别	适用的医学状况
母乳营养补充剂	早产儿 / 低体重儿
早产儿配方奶	早产儿 / 低体重儿
乳蛋白部分水解配方食品	乳蛋白过敏婴幼儿
乳蛋白深度水解配方或氨基酸配方食品	食物蛋白过敏婴幼儿
无乳糖配方或低乳糖配方食品	乳糖不耐受婴幼儿
氨基酸代谢障碍配方食品	氨基酸代谢障碍婴幼儿

2. 半固体、固体食物

半固体、固体食物是指除液体食物外，适合 0 ～ 1 岁婴儿营养需求和发育水平的其他食物。根据食物的性状、种类及适合婴儿月龄段的不同，可进一步将其分为第一阶段食物和第二阶段食物。

（1）第一阶段食物。第一阶段食物也称过渡期食物、换乳食物，是指特别制作的富含多种营养素的泥糊状、茸状食物。第一阶段食物一般为植物性食物，包括富含铁的谷类食物（如婴幼儿营养米粉）、根茎类或瓜豆类蔬菜泥、水果泥等。添加第一阶段食物主要是为了锻炼婴幼儿的咀嚼、吞咽功能，刺激味觉发育，以及补充少量维生素、矿物质等营养素。

（2）第二阶段食物。第二阶段食物比较接近成人食物，包括谷类、蔬菜类、水果类、肉蛋禽鱼类等，如粥、面条、碎菜、蛋羹、猪肝泥、鱼肉泥、肉糜、豆腐及水果块等。添加第二阶段食物时，食物的硬度和大小应随婴儿咀嚼、吞咽功能的发育适当调整，如从末状、碎状食物过渡到指状、条状软食。应重视动物性食物的摄入，动物性食物中含有优质蛋白质及较丰富的微量营养素，如矿物质、维生素等，生物利用率较高。添加第二阶段食物不仅可以满足婴儿对能量、营养素的需求和心理需求，还可以进一步促进其感知觉、认知和行为能力的发展。

（二）喂养的方式

1. 母乳喂养

（1）建立母乳喂养。

婴儿出生后的前 2 周是建立母乳喂养的关键时期，因此，应鼓励母亲尽早和婴儿进行皮肤接触，让婴儿反复吸吮母亲的乳头，从而促进乳汁的分泌。婴儿出生后的第一口食物应是母乳，照护者不宜尝试为其添加水、糖水或奶粉。婴儿出生后 3 天内，在体重下降不超过 7% 的情况下，母亲应积极开奶，坚持等待乳汁分泌。

拓展知识

母乳的分期与成分变化

母亲分娩后 5 天内分泌的乳汁称为初乳，6 ～ 14 天分泌的乳汁称为过渡乳，14 天以后分泌的乳汁称为成熟乳，10 个月以后分泌的乳汁称为晚乳。

一、初乳

初乳外观黏稠，颜色发黄或清亮，脂肪含量少，蛋白质含量多。初乳中含有较多的抗体、免疫球蛋白、白细胞，以及丰富的维生素 A，有助于预防新生儿感染。此外，初乳还有轻微的通便作用，有助于清理新生儿肠腔内的胎粪，预防黄疸。初乳中还含有生长因子，有助于新生儿肠腔发育。在吃到初乳前不宜给新生儿喂任何饮料或食物，否则会增加新生儿过敏或感染的风险。

二、过渡乳

过渡乳为初乳和成熟乳的混合物，与初乳相比，过渡乳中的蛋白质含量逐渐减少，脂肪和乳糖含量逐渐增加。

三、成熟乳

成熟乳的成分较为稳定，尤其是蛋白质含量维持在一个相对稳定的水平，脂肪、碳水化合物、维生素及微量元素等含量丰富。此外，成熟乳中还含有一些帮助消化的酶类和免疫物质。

四、晚乳

晚乳的量和各种营养成分的含量均有所下降。例如，晚乳中的蛋白质含量仅为初乳的 1/10 左右。尽管如此，在母亲能分泌母乳的情况下，建议坚持母乳喂养至婴幼儿 2 岁或更久。但要注意，随着月龄的增长，婴幼儿对各种营养素的需求也在逐渐增加，为保证婴幼儿的营养，应及时添加辅食。

身体健康、营养均衡的母亲所分泌的乳汁几乎能满足 6 月龄内婴儿对能量、水和营养素的全部需要，且母乳的成分随着婴幼儿的成长不断地发生变化，能适应婴幼儿不同阶段的营养需求，这是其他任何食物都不能媲美的。

（2）母乳喂养指导。

1）哺乳前准备。母婴双方心情愉悦是成功实施母乳喂养的重要条件。等待哺乳的婴儿应处于清醒状态并有饥饿感。哺乳前可让婴儿用鼻推压或用舌舔母亲的乳房，婴儿的气味、哭声及身体接触都可刺激母亲泌乳。每次哺乳前，母亲都应先给婴儿换尿布并洗净双手。

2）哺乳姿势。

A. 摇篮式。

摇篮式（见图 4－1）适合顺产的婴儿，是大多数妈妈喜欢和常用的哺乳姿势。其要点如下：

a. 婴儿的头枕在妈妈的肘窝；

b. 妈妈双手托住婴儿的背部和臀部。

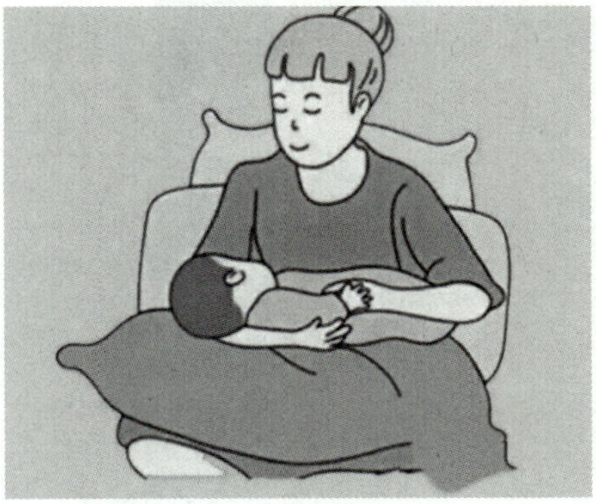

图 4－1　摇篮式

B. 橄榄球式。

橄榄球式（见图 4－2）适合胸部外侧有硬块、剖腹产等特殊情况的妈妈以及含接困难的婴儿。其要点如下：

a. 将枕头垫在婴儿身下，把婴儿的腿或身体夹在腋下；

b. 用哺乳侧乳房同侧手托住婴儿的头部。

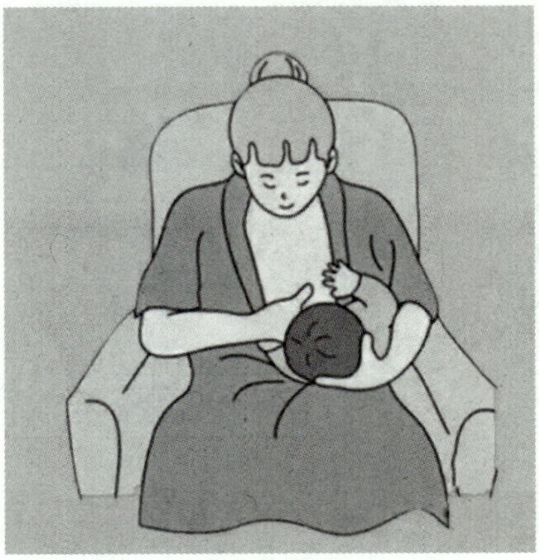

图 4－2　橄榄球式

C. 交叉式。

交叉式（见图 4－3）适合胸部内侧有硬快、哺乳不熟练的妈妈。交叉式的姿势与摇篮式相似，不同的是，用左侧乳房喂婴儿时用右手托住婴儿的头，用右侧乳房喂婴儿时用左手托住婴儿的头。其要点如下：

a. 妈妈用哺乳侧乳房对侧手臂抱婴儿，用手托住婴儿头颈部；

b. 使婴儿面朝哺乳侧乳房，小嘴正对乳头；

c. 用哺乳侧乳房同侧手托住乳房，引导婴儿找到乳房。

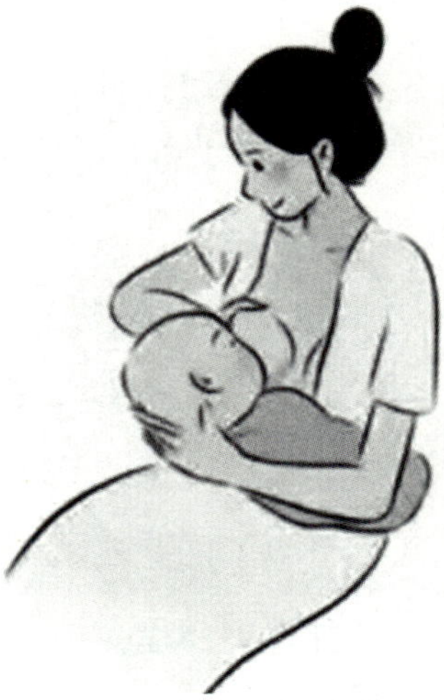

图 4－3　交叉式

D. 侧卧式。

侧卧式（见图 4－4）适合剖腹产、侧切或会阴撕裂，不方便坐着喂奶的妈妈，以及夜间哺乳等情形。其要点如下：

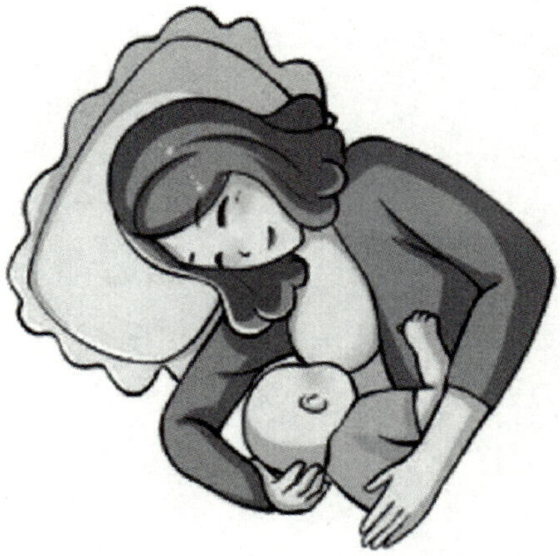

图 4－4　侧卧式

a. 妈妈自然地侧卧，可以靠着枕头或被子；

b. 让婴儿横倚着妈妈的腹部，脸对着妈妈；

c. 妈妈的手托着婴儿的头部。

3）含乳姿势。哺乳时，母亲用食指、中指轻夹乳晕两旁，将乳头和大部分乳晕送入婴儿嘴中。正确的含乳姿势是：婴儿的嘴张大，将母亲的乳头及大部分乳晕含在嘴中，下唇向外翻，嘴上方的乳晕比下方的多。此时，婴儿的舌头可从下向上裹住母亲的乳头和乳晕，吸吮时舌头由前向后运动，与硬腭相对挤压拉长乳头，将乳汁挤出，母亲能听到吞咽声。

4）拍嗝。为避免婴儿在吃奶时吃得太多或太急吞咽过多气体而导致腹部胀气，需要在喂食后轻轻拍打婴儿的背部，以帮助其排出气体。拍嗝姿势主要有以下三种：俯卧式拍嗝、坐式拍嗝、竖抱式拍嗝，如图 4－5 所示。

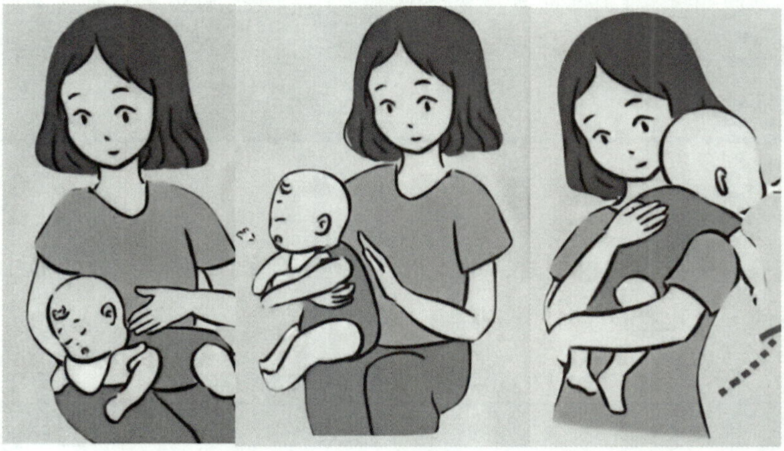

图 4－5　拍嗝姿势

图 4－5（左）为俯卧式拍嗝，又称飞机抱拍嗝，妈妈呈坐姿，让婴儿趴在妈妈的腿上；妈妈一只手托住婴儿头部，另一只手由下到上轻轻拍打婴儿背部。婴儿趴着的时候需与水平线呈 30° 夹角，头部略高于胸部。这种方式特别适合肠痉挛的婴儿，他们会觉得特别舒服。图 4－5（中）为坐式拍嗝，又称腿上拍嗝，妈妈呈坐姿，让婴儿坐在妈妈的大腿上，妈妈用手腕和手肘支撑婴儿的身体，手掌张开托住婴儿的下巴，让婴儿身体稍微前倾；另一手呈空心掌，由下往上轻轻拍打婴儿的背部。这种姿势需要注意的一点是要让婴儿的身体向前倾斜 30°，身体太直会对婴儿的颈椎造成影响。图 4－5（右）为竖抱式拍嗝，又称肩上拍嗝，妈妈身体稍向后倾，将婴儿竖抱在胸前，使婴儿的头靠在妈妈的肩膀上；妈妈用一只手扶住婴儿的头和背，另一只手握成 C 字形的空心掌，顺着婴儿的背部由下往上轻轻叩击。这种方式适合大部分小月龄婴儿。

拍嗝的力度不能太大，以婴儿身体有轻微震动为宜。

案例评析

案例：团团，3个月大，她的妈妈在给她哺乳后没有将她竖抱起来拍嗝，而是直接让她平躺在床上，然后就忙着去做家务了。不一会儿，团团出现了大口吐奶的情况，并大哭起来。结合0～1岁婴儿的发育特点，分析出现这种现象的原因及预防措施。

评析：

（1）原因：此现象为婴儿溢乳。由于婴儿的胃呈水平位且容量较小，食管下端贲门括约肌发育尚未成熟，因此易发生溢乳。生理性胃食管反流的溢乳状况多发生于进奶后2小时内。

（2）预防措施：1）哺乳时母亲尽量取坐位，每次喂奶量不能过多。2）喂奶后照护者需要进行拍嗝。3）哺乳过程不宜被打断，更不宜在哺乳过程中逗婴儿笑，避免乳汁误入气管。

（3）母乳储存。

母亲需要外出或母乳过剩时，可将母乳挤进特制的储奶袋或储奶瓶中进行储存。不同储存条件下母乳的储存时间如表4－3所示。

表4－3　不同储存条件下母乳的储存时间

储存条件	温度范围	储存时间
室温	25℃左右	4小时
便携式冷藏箱	15℃左右	24小时
冰箱保鲜区	4℃左右	48小时
冰箱保鲜区，但经常开关冰箱门	4℃以上	24小时
冰箱冷冻室	−5℃～5℃	3～6个月
低温冷冻	低于−20℃	7～12个月

储存母乳时，需使用一次性储奶袋或者经过严格消毒的储奶瓶；冷冻储存母乳时，不宜使用玻璃瓶，以防冻裂。储存母乳时，要详细记录挤奶时间。对于冷冻储存的母乳，食用前宜先置于冷藏室解冻，解冻时间不宜超过24小时，解冻的母乳也不宜再次冷冻。储存的母乳宜置于40℃左右的温水里慢慢加热，然后倒入奶瓶中喂养婴

幼儿。

2. 人工喂养

（1）配方奶粉的选择与冲调。

1）配方奶粉的选择。

A. 观察奶粉包装上的产品说明及标志是否齐全。奶粉外包装上需标有厂名、厂址或出产地、生产日期、保质期、执行标准、商标、净含量、配料表、营养成分表、食用方法及适用对象等项目。

B. 选择生产规模较大、产品质量和服务质量较好的知名企业的产品。这类企业通常技术力量雄厚，生产设备先进，产品配方设计较为科学、合理，产品质量也有保证。

C. 观察奶粉的冲调性。质量好的奶粉冲调性好，冲后无结块，液体呈乳白色，奶香味浓；质量差的奶粉则不易冲开，也无奶香味。

D. 根据婴幼儿的年龄段选择合适的配方奶粉。不同阶段的婴幼儿所需要的营养物质不同，所以各阶段婴幼儿配方奶粉中含有的具体成分也不同。通常，适合 0 ～ 6 月龄婴儿的奶粉称为 1 段婴幼儿配方奶粉；适合 7 ～ 12 月龄婴儿的奶粉称为 2 段婴幼儿配方奶粉；适合 13 ～ 36 月龄幼儿的奶粉称为 3 段婴幼儿配方奶粉。

2）配方奶粉的冲调。

A. 照护者应洗净双手，做好奶瓶的消毒工作，在干净的桌面上冲调奶粉。

B. 检查配方奶粉的适用对象、有效期、质量，阅读奶粉冲调说明。

C. 准备沸水，冷却到 40℃～ 60℃（以奶粉说明书上注明的温度为标准），将温开水倒入奶瓶。

D. 用专用的量匙盛奶粉，匙中的奶粉不要堆高、不要压紧，也不要不足，然后将奶粉加入瓶中。注意：照护者应严格按照奶粉说明书上的比例进行冲调，奶液过稀易造成婴幼儿营养不良，奶液过浓易增加婴幼儿消化道及肾脏的负担。

E. 拧紧奶嘴，晃动奶瓶使奶粉充分溶解。注意：在晃动奶瓶时，应双手来回搓动或水平旋转摇晃奶瓶，不要上下或左右使劲晃动奶瓶，否则很容易使奶液产生大量气泡，导致婴幼儿食用后产生胀气。

（2）人工喂养指导。

1）喂养方法。喂奶前照护者要试奶温，可将奶液滴于手背或手腕处，以不烫手为宜。在婴幼儿清醒状态下，采用正确的姿势喂养，奶瓶与婴幼儿面部呈 90° 角，使奶液始终充满奶嘴，以免婴幼儿吸入空气。喂奶后，照护者应及时为婴幼儿拍嗝。

2）喂养次数。0 ～ 3 月龄婴儿胃容量较小，照护者应按需喂养。3 月龄后婴儿可建立自己的进食规律，照护者应定时喂养，开始时每 3 ～ 4 小时喂养一次，每天喂养

5～6次，逐渐过渡到夜间不再喂养。

3）喂奶量。以配方奶作为婴儿的主要营养来源时，照护者需要估算每天的喂奶量。喂奶量可根据婴儿的体重、能量需求及配方奶粉的规格进行估算。通常，0～3月龄婴儿每天的配方奶总摄入量为500～800mL；4～6月龄婴儿每天的配方奶总摄入量为800～1 000mL；7～12月龄婴儿虽然已经添加辅食，但配方奶仍是其重要的营养来源，每天的配方奶总摄入量应维持在600～900mL。

（3）奶瓶的挑选。

市面上奶瓶的品牌和种类很多。奶瓶是否合适，不仅会影响喂养过程，也会影响婴幼儿的身体健康。

1）奶瓶瓶身的挑选。挑选奶瓶瓶身时，要一看、二捏、三闻。

A. 看。

a. 看材质。奶瓶瓶身有多种材质，如玻璃、塑料、硅胶等，各种材质的优缺点及适用对象如表4－4所示。

表4－4　奶瓶瓶身各种材质的优缺点及适用对象

材质	优点	缺点	适用对象
玻璃	透明度高；易清洗；耐热性好，可反复煮沸，相对安全	易碎	新生儿
PP（聚丙烯）	轻巧耐摔；耐热温度可达110℃左右；价格比较实惠	透明度略低；不易清洗，容易残留奶液，而且容易被刮花	各年龄段的婴幼儿
PES（聚醚砜）	轻巧耐摔；耐热温度可达180℃左右	价格略高；品种少，不容易买到	各年龄段的婴幼儿
PPSU（聚亚苯基砜）	轻巧耐摔；耐热温度可达180℃左右，可反复高温煮沸、蒸汽消毒	不易清洗；价格较高	各年龄段的婴幼儿
硅胶	轻巧耐用；不易老化；比较耐热，可反复高温消毒	价格较高；瓶内温度比瓶身温度要高，使用前需测一下内部温度	各年龄段的婴幼儿

b. 看容量。奶瓶容量有60mL、120mL、160mL、240mL、300mL等多种规格，照护者可以根据婴幼儿每次的喝奶量和年龄来挑选。容量小的奶瓶适合小月龄的婴幼儿使用，容量大的奶瓶适合较大月龄的婴幼儿使用。

c. 看透明度。奶瓶透明度是判断奶瓶质量的一个重要指标，奶瓶透明度高方便照护者看清刻度、奶液的倾斜度和婴幼儿吃奶的进度。

B. 捏。

挑选奶瓶时，可通过捏来感知奶瓶的硬度。通常，优质的奶瓶硬度要高一些，在高温消毒时不容易变形。

C. 闻。

挑选奶瓶时，可把奶瓶打开闻一闻味道，如闻到强烈的刺鼻气味，就说明材质不好，不要挑选。

2）奶嘴的挑选。

A. 奶嘴材质。奶嘴材质一般有乳胶和硅胶两种，它们都有各自的优缺点。乳胶奶嘴柔软、富有弹性，易于被婴幼儿接受；但其耐热性较差，加热后会有轻微的乳胶味，且容易老化，需要频繁更换。硅胶奶嘴化学稳定性好，能承受较高的温度，方便消毒，不易变形；但其质地稍硬。综合来看，选择乳胶奶嘴还是硅胶奶嘴，应根据婴幼儿的适应情况和父母的需求来定。

B. 奶嘴形状。奶嘴形状有圆形和扁圆形两种。扁圆形奶嘴是根据婴幼儿吸吮母乳时母亲乳头被挤压后的形状设计的，婴幼儿接受度更高。

C. 奶嘴孔的款式。不同形状奶嘴孔的出奶量不同，适合不同月龄的婴幼儿。

a. 圆孔形奶嘴。圆孔形奶嘴吸吮起来不费力，适合无法自主控制奶嘴出奶量的婴幼儿。圆孔形奶嘴按孔的大小一般分为小号、中号、大号 3 种：小号奶嘴适合新生儿；中号奶嘴适合 2 ～ 6 月龄婴儿；大号奶嘴出奶量大，适合 6 月龄以上的婴幼儿，或用小号、中号奶嘴吸奶困难的婴幼儿。

b. 十字孔形奶嘴。十字孔形奶嘴可以根据婴幼儿的吸吮力来控制出奶量，不容易漏奶，适合各年龄段的婴幼儿。

c. Y 字孔形奶嘴。Y 字孔形奶嘴的出奶量稳定，不易凹陷。即使婴幼儿用力吸吮，吸孔也不会裂大，适合 6 月龄以上的婴幼儿。

（4）奶瓶的清洗。

1）照护者用香皂和水清洗双手，然后用干净的毛巾将双手擦干。

2）准备好清洗奶瓶的各种工具，如奶瓶刷、奶瓶夹、奶嘴刷、吸管刷等。

3）将奶瓶中剩余的奶液倒掉，将奶瓶拆开。

4）在专用容器内倒入适量的温热水，将拆开后的奶瓶泡在水中。

5）清洗奶嘴，用奶嘴刷洗刷奶嘴内外，确保将各个死角残留的奶液清除干净。

6）清洗吸管，将吸管刷插入吸管，旋转吸管刷，将吸管清洗干净。

7）清洗瓶身，用奶瓶刷仔细地刷洗奶瓶内部，如果奶瓶里奶垢较多，可适量使用清洁液，将奶瓶内部清洗干净。

8）用干净的水彻底冲洗奶瓶的各个部分。

（5）奶瓶消毒——煮沸消毒法。

在不锈钢锅内倒入冷水，水量要能完全浸泡奶瓶各部分。注意：不锈钢锅须为奶瓶消毒专用。

1）玻璃奶瓶。将奶瓶和冷水一起放入锅中，等水烧开后 5 ～ 10 分钟再放入奶嘴、奶瓶盖等塑胶制品，盖上锅盖再煮 3 ～ 5 分钟，然后关火，等到水稍凉，用消毒过的奶瓶夹将奶瓶等取出，沥干后组装备用。

2）塑胶奶瓶。等水烧开后，将奶瓶、奶嘴、奶瓶盖等一起放入锅中消毒，煮 3 ～ 5 分钟即可（注意查看奶瓶上的耐温标志）。用消毒过的奶瓶夹将奶瓶等取出，并倒扣置于干净通风处沥干，然后组装备用。

3. 混合喂养

同时用母乳与配方奶喂养婴幼儿称为混合喂养，也称部分母乳喂养。根据婴幼儿年龄的不同，以及补充配方奶的方法与目的的不同，混合喂养可分为补授法和代授法两种。

（1）补授法。补授法适用于婴幼儿未满 6 月龄，因母乳不足需补充配方奶的情况。在这种情况下，仍应维持必要的母乳吸吮次数，以刺激母乳分泌。每次喂养时先喂母乳，排空两侧乳房后再用配方奶补充母乳不足部分，补授的奶量应根据婴幼儿的食欲及母乳的分泌量而定，即缺多少补多少。

（2）代授法。代授法一般适用于婴幼儿满 6 月龄以后，母亲无法坚持母乳喂养或母乳不能维持婴幼儿正常生长发育的情况。照护者可选择时机，逐渐减少母乳喂养的次数，以配方奶代替母乳，从而维持婴幼儿正常的生长发育。

（三）辅食的添加

1. 添加辅食的原则

（1）量由少到多。刚开始添加的辅食量可能仅为 1 勺，然后逐渐增多，让婴儿有一个适应的过程。

（2）质地由稀到稠。刚开始添加辅食时，可将食物制成汁或泥状，方便婴儿吞咽。随着婴儿月龄的增长，可逐渐让婴儿尝试质地粗一些、硬一点的末状或碎状食物，以训练婴儿的咀嚼及吞咽能力。

（3）种类由单一到多样。每添加一种辅食应给婴儿 3 天的适应期，待婴儿完全适应后再添加另一种食物，逐渐由食用一种食物过渡到到混合食用多种食物。

2. 添加辅食的方法及顺序

刚开始添加辅食时，可尝试在一餐中以辅食替代部分母乳，然后逐步过渡到以一餐辅食替代一次母乳。照护者要耐心鼓励婴儿尝试新的食物，并留意观察婴儿的反应。有的婴儿接受新食物很快，有的则需要多次尝试。待婴儿习惯一种新食物的口味后，再添加另一种食物。引入新食物 1 ～ 2 日内，婴儿若出现皮疹、腹泻或呕吐等轻微不适，应暂停添加辅食，待症状好转后再次尝试少量喂食。若症状严重，应及时就医。

婴儿辅食添加的顺序如表 4 – 5 所示。

表 4 – 5 婴儿辅食添加的顺序

类别	6 月龄 婴儿适合的辅食	7 ～ 9 月龄 婴儿适合的辅食	10 ～ 12 月龄 婴儿适合的辅食
食物质地	泥状食物	末状食物	碎状、丁块状、指状食物
餐次	尝试添加，逐渐增加至每天 1 餐辅食	每天 4 ～ 5 次母乳，1 ～ 2 餐辅食	每天 2 ～ 3 次母乳，2 ～ 3 餐辅食
乳类	纯母乳、部分母乳或配方奶；每 4 ～ 5 小时喂养一次，每天喂养 4 ～ 6 次，每天喂养量为 600 ～ 900mL；逐渐减少夜间喂奶	纯母乳、部分母乳或配方奶；每天喂养 4 ～ 5 次，每天喂养量为 600 ～ 900mL	部分母乳或配方奶；每天喂养 3 ～ 5 次，每天喂养量为 600 ～ 900mL
谷类	选择富含铁的米粉，用水或奶调配；开始少量（1 勺）尝试，逐渐增加至每天 1 餐	添加富含铁的米粉、稠粥或碎面条，每天添加 30 ～ 50g	添加米饭或面食，每天添加 50 ～ 75g
蔬菜、水果类	尝试蔬菜泥（瓜类、根茎类、豆荚类）1 ～ 2 勺，然后尝试水果泥 1 ～ 2 勺，每天 2 次	每天添加碎菜 25 ～ 50g，水果 20 ～ 30g	每天添加碎菜 50 ～ 100g，水果约 50g
肉类	尝试添加	开始添加肉泥、肝泥、动物血制品、鱼等动物性食物	添加动物肝脏、动物血制品、鱼虾、鸡鸭肉、红肉（猪肉、牛肉、羊肉）等，每天添加 25 ～ 50g
蛋类	暂不添加	开始添加蛋黄，自添加 1/4 个蛋黄开始逐渐增加至 1 个鸡蛋	1 个鸡蛋
喂养方式	用勺喂食	婴儿可坐在专用餐椅上与成人一起进餐，可让婴儿手拿条状或指状食物进食，学习咀嚼	让婴儿学习自己用勺进食，用杯子喝奶，每天和成人同桌进餐 1 ～ 2 次

3. 制作辅食的方法

婴儿辅食主要是泥糊状辅食，泥糊状辅食的制作方法如表 4 - 6 所示。

表 4 - 6　泥糊状辅食的制作方法

泥糊状辅食种类	制作方法
肉泥	选用瘦猪肉、牛肉等，洗净后剁碎（或用食品料理机粉碎）成肉糜，蒸熟（或煮烂）即可
肝泥	将猪肝洗净、剖开，用汤匙在剖面上刮出肝泥，或者将剔除筋膜的鸡肝、猪肝等剁碎（或用食品料理机粉碎）成肝泥，蒸熟（或煮烂）即可
鱼泥	将鱼洗净、蒸熟（或煮烂），然后去皮、去骨，用汤匙将留下的鱼肉压成泥状
虾泥	将虾仁剁碎（或用食品料理机粉碎），制成虾泥，蒸熟（或煮熟）即可
菜泥	选择菠菜、小白菜、油菜等绿叶蔬菜，摘取嫩菜叶，然后将其焯熟，捞出剁碎（或捣烂）成泥状
土豆泥、胡萝卜泥	将土豆或胡萝卜洗净去皮，切成小块后蒸熟（或煮熟），用汤匙压（或捣烂）成泥状
香蕉泥	香蕉剥皮，用汤匙轻轻刮（或捣烂）成泥状
苹果泥	将苹果切成两半并去核，用汤匙刮成泥状

五、0～1 岁婴儿饮食习惯的培养

0～1 岁婴儿饮食习惯的培养主要是训练婴儿的咀嚼和吞咽能力，引导婴儿用勺进食、用杯饮水，让其学习自主进食。

（一）训练婴儿的咀嚼和吞咽能力

1. 意义

照护者应该从辅食添加初期就开始训练婴儿的咀嚼和吞咽能力，若是错过最佳时期，不仅不利于培养婴儿的进食技能，还可能造成婴儿营养不良、发育迟缓，甚至可能影响其口腔和面部肌肉的发育，不利于学说话。

2. 方法

摄入不同质地的食物（如碎末状、颗粒状或块状食物等）可帮助婴儿逐步培养咀嚼和吞咽技能，有效减少或避免婴幼儿阶段常见的进食问题。婴儿一般可以吞咽泥糊状辅食，而对于颗粒状辅食，则需要边咀嚼边吞咽。因此，辅食性状应由泥糊状逐渐过渡到颗粒羹状，如稀米粥、面条等，进而过渡到较大的颗粒羹状，如面片汤、疙瘩汤、碎菜肉末粥等，然后由粥渐渐地过渡到米饭。

（二）使用勺子喂食

1. 意义

使用勺子喂食奶水以外的食物，不仅可以帮助婴儿转变进食方式，减轻其对奶瓶的依赖，而且可以帮助婴儿锻炼咀嚼和吞咽能力，为以后更好地摄入固体食物做准备。

2. 方法

辅食添加初期，照护者应将泥糊状辅食（如米粉稀糊、果泥和菜泥等）放在碗中，使用婴儿专用小勺一勺一勺地喂婴儿吃。在喂食过程中，照护者应尽可能让勺子平进平出，也就是把勺子平着放到婴儿舌头上方，等待婴儿上下嘴唇闭合，把勺子里的食物抿下来，然后顺势把勺子平着抽出。这种喂法能够最大限度地帮助婴儿锻炼嘴部肌肉，增强其嘴部肌肉的控制力。挑选婴儿专用小勺时，应选择安全无毒的软胶材质，以免戳痛婴儿，损害其口腔黏膜。

照护者使用勺子喂食时，应注意勺中食物不要太多，否则婴儿很可能会噎到。不要未等婴儿闭嘴抿勺就把食物塞进他的嘴里，这样不利于锻炼婴儿的嘴部肌肉。此外，在喂养过程中，也可以让婴儿尝试抓握部分餐具或食物。

（三）引导婴儿用杯饮水

1. 意义

研究表明，6～12 月龄是婴儿学习用杯饮水的关键时期。让婴儿学习用杯饮水，不仅可以提高婴儿眼、手、口的协调能力，促进婴儿咀嚼、吞咽能力的发展，还可以有效降低奶嘴对婴儿口腔、牙齿发育的不良影响。同时，用杯饮水有利于婴儿心理和语言的发展。

2. 方法

在婴儿学习用杯饮水初期，照护者可以为婴儿提供带两个手把的不易摔坏的塑料或不锈钢杯。教婴儿喝水时，让其双手握着手把，一口一口慢慢喝，防止水量太大被呛到。照护者可以做示范让婴儿模仿，在婴儿学习用杯饮水时可以给予夸奖或鼓励，以增强其饮水的自信心和兴趣。挑选婴儿专用水杯时，应选择安全无毒的材质。

学有所思

1. 0～1 岁婴儿的喂养方式有哪几种？

2. 挑选奶瓶的要点有哪些？

3. 如何培养 0～1 岁婴儿良好的饮食习惯？

学习任务二　1～3 岁幼儿的营养与科学喂养

【热身思考】

1. 1～3 岁幼儿消化系统的发育特点是什么？
2. 1～3 岁幼儿进食有哪些特点？

【任务探索】

以小组为单位，制定一份 1～3 岁幼儿一日食谱，并填写到表 4－7 中。

表 4－7　1～3 岁幼儿一日食谱

餐次	食谱
早餐	
加餐（10:00）	
午餐	
加餐（15:00）	
晚餐	
睡前 2 小时	
以上全日食谱含……	

【学习支持】

一、1～3 岁幼儿消化系统的发育特点

1～3 岁幼儿消化系统快速发育，唾液分泌增加，舌、面颊及下颚肌肉能协调配合，牙齿能切咬食物，摄食、咀嚼、吞咽功能更加成熟，能摄入半固体及固体食物。

但 1～3 岁幼儿消化系统还未完全成熟，有些器官还比较脆弱。例如，牙齿尚未长齐，只能摄取细、软、烂、碎的食物；小肠长，肠壁薄，通透性高，容易发生消化道感染和过敏性疾病；结肠固定性差，容易发生肠扭转和肠套叠；肝脏和胰腺发育不完善，胆汁及胰酶分泌不稳定，容易消化不良。

二、1～3岁幼儿营养需要

（一）能量的需要

正常1～3岁幼儿总能量的需要量约为420kJ/（kg·d），而且各种供能营养素之间应保持平衡。蛋白质、脂肪、碳水化合物三者供给能量占总能量的比重要合理，其中蛋白质供给的能量应占总能量的12%～15%，脂肪占35%，碳水化合物占50%～65%。

（二）蛋白质的需要

蛋白质是构成身体细胞的重要物质，也是促进幼儿正常生长发育、健全机体结构不可缺少的成分。幼儿与成人不同，幼儿蛋白质的合成量远远超过分解量，因而蛋白质需要量也较大，即蛋白质需要量相对比成人大，而且要求摄入充足的优质蛋白质。如果蛋白质的摄入不足，或由于某种疾病增加了蛋白质的消耗，分解量就会大于合成量，从而影响幼儿的生长发育，甚至出现营养不良、贫血、免疫力降低等情况。

（三）脂肪的需要

幼儿脂肪代谢不稳定，储存的脂肪易被消耗，若长期供给不足，易导致营养不良、发育迟缓和各种脂溶性维生素缺乏症。1～3岁幼儿每日每千克体重需摄入脂肪3～3.5g。

（四）碳水化合物的需要

碳水化合物是能量的主要来源，能保证肌肉和器官的正常活动，并能维持其正常的生理功能。碳水化合物若摄入过多，则可储存于肝脏或肌肉内，也可转化为脂肪；若摄入过少，机体便只能动用脂肪及蛋白质来提供能量，使体重减轻，并影响脂肪的消化吸收。1～3岁幼儿每日需碳水化合物120g左右。

（五）矿物质的需要

钙、铁、锌是1～3岁幼儿较容易缺乏的矿物质，应注意经常摄入富含这些矿物质的食物及均衡饮食。另外，1～3岁幼儿的食物应尽量少盐，以免钠摄入过高，增加幼儿的肾脏负担。

（六）维生素的需要

在膳食均衡的情况下，正常幼儿可从食物中获得充足的维生素A、B族维生素、维生素C。而一般食物中含维生素D较少，1～3岁幼儿需要补充维生素D 10μg/d。要让幼儿经常参加户外活动，这样有助于维生素D的合成。

（七）水的需要

水是构成机体和运转其他营养成分的物质，也是组成机体比例最大的成分。没有水的话，人将无法维持生命活动。1～3岁幼儿水的参考摄入量为每日1 300mL。

案例评析

案例：2岁的壮壮，人如其名，身高85cm，体重却高达22kg，是个十足的胖小子，奶奶特别喜欢在朋友圈“秀”自己家小宝贝胖嘟嘟、圆溜溜的样子。保育老师建议家长带孩子到医院做进一步的身体检查，奶奶却不以为然。原来壮壮经常吃薯条、汉堡这类高热量的食物，爱喝甜饮料和吃糖，从来不吃蔬菜、水果。奶奶担心孩子吃不饱，经常为他制定大鱼大肉的食谱，晚上还总给他煮宵夜。壮壮长期饮食结构不合理、暴饮暴食，导致身材肥胖。请你结合人体所需营养素，分析壮壮患肥胖症的原因以及应如何改善。

评析：肥胖症是一种营养过剩导致的疾病，建议照护者调整壮壮的饮食结构，多让他吃一些高蛋白、高纤维、低糖分、低脂肪的食物。同时，要适当控制壮壮进食的次数和数量，引导其改掉爱吃零食，尤其是油炸食品和甜食的坏习惯。

三、1～3岁幼儿进食特点

1岁以后幼儿生长逐渐平稳，进食相对稳定，较婴儿期食欲略有下降。1.5～2岁的幼儿已经可以独立进食，可继续培养其用勺进食等技能。幼儿的进食技能发展状况与婴儿期的训练有关，错过训练咀嚼、吞咽能力的关键期，长期食用过细的食物，到幼儿期就会出现不愿吃固体食物或含在口中不吞咽等情况。

四、1～3岁幼儿的科学喂养

（一）均衡饮食

1～3岁幼儿每天应摄入400～600mL乳类，不能继续母乳喂养的1～2岁幼儿建议选择配方奶。注意膳食品种的多样化，选择自然食品，倡导均衡膳食，每天应摄入1个鸡蛋、50g动物性食物、85～100g谷物、200～250g蔬菜、100～150g水果、15～20g植物油，食盐应少于2g。幼儿应进食体积适宜、质地稍软、少盐、易消化的家常食物，不吃油炸食品，少吃快餐，少喝甜味饮料（包括乳酸饮料）。

（二）合理烹调

给幼儿添加辅食的目的是使其获取充足、均衡的营养，同时逐渐转变其饮食结构，但并不是所有的家庭食物都适合 1 ～ 3 岁幼儿。幼儿的味觉、嗅觉器官还未发育成熟，照护者应避免为幼儿提供腌制品、熏肉、饮料等高盐高糖食物或其他不健康食物。

1 ～ 3 岁幼儿的食物应以少盐、少糖、少刺激的淡口味食物为主。照护者为幼儿烹调食物时，不应以自己的口味为标准，应尽量保持新鲜食材的天然味道，不需要过多调味。当然，照护者也可以通过不同食物的搭配来丰富口味。

为 1 ～ 3 岁幼儿烹调食物最重要的原则是将食物煮熟、煮透，同时尽量保持食物的营养成分和原有口味。烹调方式宜选用蒸、煮，不宜选用煎、炸。应将食物切碎煮烂，这样便于幼儿咀嚼、吞咽和消化，要特别注意完全去除食物中的皮、骨、刺及核等；大豆、花生等颗粒状食物应先磨碎，制成糊状。

在制作食物时，应尽量使食物色、香、味俱全，尽可能使食物形态富有童趣，以激发幼儿对食物的兴趣。

（三）尊重幼儿的进食意愿

感知饥饱、调节能量摄入是人类与生俱来的能力，健康的婴幼儿具备自主调节食量的能力。同时，婴幼儿对能量的需求存在个体差异，受活动量、代谢水平、生长速度等各种因素的影响。因此，照护者不应刻板地规定婴幼儿的食量。

1 ～ 3 岁幼儿食量波动较大，饮食习惯多变，不易预测。照护者应及时感知并恰当地回应幼儿发出的饥饿和饱足信号，充分尊重幼儿的进食意愿。幼儿不吃饭时，照护者可以耐心鼓励，但绝不能强迫喂养。长期过度喂养或喂养不足会导致幼儿感知饥饱的能力下降，进而造成幼儿肥胖或营养不良。

（四）采取科学的断奶方法

每个母乳喂养的婴幼儿都需要经历断奶的过程。断奶对婴幼儿来说是一件大事，必须谨慎处理、认真对待。断奶时，应首先保证提供足够的营养，然后循序渐进地改变婴幼儿的膳食结构和饮食方式。具体做法可以参考以下几点：

（1）先体检再断奶。准备给婴幼儿断奶时，要先带他去做一次全面的体检。如果婴幼儿身体状况良好，消化能力正常，则可着手实施断奶。

（2）先减少白天的母乳喂养次数。刚开始最好先减少白天的母乳喂养次数。因为白天有很多吸引婴幼儿注意力的事情，他们不会特别在意母乳喂养这件事，但在早晨和晚上婴幼儿会特别依恋妈妈。减少母乳喂养次数时，应及时加大配方奶或辅食的量，以保证婴幼儿获取足够的营养。

（3）多花一些时间陪伴婴幼儿。建议增加爸爸照料婴幼儿的时间，减轻婴幼儿对妈妈的心理依赖。同时，妈妈也要对婴幼儿格外关心，并多花一些时间来陪伴他，以缓解婴幼儿的不安情绪，切忌为了快速断奶躲出去，或是将婴幼儿交给其他人喂养。

（4）坚决果断，不要拖延。在断奶过程中，照护者应坚决果断，不可因婴幼儿一时哭闹，就下不了决心，从而拖延断奶时间。也不可突然断一次，然后又恢复，反反复复会给婴幼儿带来不良的情绪刺激。断奶后婴幼儿体重可能会暂时降低，照护者不必担心，只要婴幼儿适应其他食物，体重就会慢慢增加。

拓展知识

断奶的最佳时机

世界卫生组织推荐，婴儿从出生至6个月应以母乳喂养；从6个月起，在合理添加辅食的基础上，继续母乳喂养至1～2岁，甚至更长时间。选对断奶时间，不仅能使断奶过程更加顺利，对婴幼儿的健康也有帮助。选择断奶时机时，要考虑季节、婴幼儿年龄和健康状况、家庭环境等各方面因素。

（1）春、秋两季为最佳季节。给婴幼儿断奶，最好在春、秋两季进行。夏天气温比较高，婴幼儿胃肠消化能力较差，断奶时稍有不慎，很容易引起消化道疾病；冬天天气太冷，婴幼儿因为断奶晚上睡眠不安，容易感冒生病。

（2）1～2岁断奶较为适宜。这时幼儿消化能力和咀嚼能力已有很大提高，如果这时幼儿饮食品种和数量已明显增多，并已形成一定规律，营养供应充足，能满足生长发育的需要，那么就可以考虑断奶。

（3）婴幼儿身体健康才可断奶。只有当婴幼儿身体状况良好、消化能力正常时才可以考虑断奶。如果婴幼儿体弱生病，就先不要断奶，否则有碍婴幼儿健康，可在其病愈后2～3周开始逐步断奶。

（4）创设适宜的断奶环境。无论何时开始给婴幼儿断奶，都不应该让断奶成为一件有压力的事，因此，要避免在家庭中有大变动时进行断奶。如果恰逢家中有重大变故，就暂时不要给婴幼儿断奶，否则会大大增加断奶难度。

五、1～3岁幼儿一日食谱参考

1～3岁幼儿每天进餐次数一般为5～6次，包括正餐及加餐。照护者应为幼儿提供营养均衡的正餐，早、中、晚各1次，与成人一日三餐的时间一致。在早、午餐之间和午、晚餐之间，可分别安排 1 次乳类或水果加餐，晚餐后也可提供少量配方奶。1 ～ 2 岁幼儿的一日食谱如表 4－8 所示，2 ～ 3 岁幼儿的一日食谱如表 4－9 所示。

表 4－8　1 ～ 2 岁幼儿的一日食谱

餐次	食谱
早餐	菠萝牛奶燕麦粥（含麦片 20g、配方奶 250mL、菠萝 25g）、煮鸡蛋（1 个，约 50g）
加餐（10:00）	猕猴桃 50g
午餐	什锦鱼片粥（含大米 50g、草鱼肉 30g、嫩豆腐 10g、番茄 75g、植物油 5g、盐少许）
加餐（15:00）	牛奶（配方奶 100mL）、苹果 50g
晚餐	粥（含大米 20g）、肉片炒白菜（含猪里脊肉 25g、小白菜 50g、植物油 5g、盐少许）
睡前 2 小时	配方奶 200mL
以上全日食谱含粮食 90g、奶 550mL、蔬菜 125g、肉 25g、鱼 30g、蛋 50g、豆制品 10g、水果 125g、植物油 10g	

表 4－9　2 ～ 3 岁幼儿的一日食谱

餐次	食谱
早餐	枣泥赤豆粥（含大米 20g、赤豆 15g、红枣 10g）、蛋糕（含面粉 25g、鸡蛋 50g）
加餐（10:00）	香蕉 100g、酸奶 100mL
午餐	猪肝芥菜面（含面粉 30g、猪肝 10g、芥菜 100g、植物油 5g、盐少许）、蒸鲜带鱼（含带鱼 30g、植物油 2g、盐少许）
加餐（15:00）	牛奶 200mL、猕猴桃 50g
晚餐	软米饭（约 35g）、鸡肉蔬菜羹（含鸡胸肉 30g、胡萝卜 50g、油白菜 50g、植物油 5g、盐少许）
睡前 2 小时	牛奶或配方奶 200mL
以上全日食谱含粮食 110g、奶 500mL、蔬菜 200g、鸡肉 30g、鱼 30g、蛋 50g、动物肝 10g、豆类 15g、水果（含干果）160g、植物油 12g	

六、1 ～ 3 岁幼儿饮食习惯的培养

（一）鼓励自主进食

自主进食是婴幼儿成长过程中必须掌握的技能，需要反复尝试和练习。随着婴幼

儿认知能力、行为能力及自我意识的不断发展，照护者应有意识地让婴幼儿练习自主进食。在婴幼儿学习自主进食的过程中，照护者应给予鼓励，并耐心引导。

1～3岁幼儿手部肌肉还未发育成熟，对拿勺子、拿筷子等精细动作还未完全掌握。照护者要仔细观察幼儿的行为发展过程，并逐步进行引导。不同幼儿的动作发展情况有所不同，通常13月龄左右幼儿开始尝试抓握小勺自主进食，但可能喂不到自己嘴里，而是将勺中饭菜洒落；18月龄以后，幼儿的精细动作不断发展，慢慢地能用小勺自主进食，而勺中饭菜较少洒落。

（二）创造良好的用餐环境

家人围坐就餐时是幼儿学习自主进食的最佳时机，应为幼儿提供轻松、愉悦的良好进餐环境和氛围，避开嘈杂的进餐环境。同时，要避免进餐时的不良行为，如不要让幼儿看电视、玩玩具，也不要引逗幼儿，或训斥、追喂幼儿等。

（三）定时定点进餐

在相对固定的位置和时间进餐，能够促使幼儿的消化系统形成条件反射，有利于调动食欲，促进消化和吸收。照护者应要求幼儿坐在自己的餐椅上进餐，不能随意走动、玩闹或者看电视等。

（四）培养卫生习惯和文明礼仪

注意培养幼儿良好的卫生习惯，包括饭前洗手、饭后漱口，不吃不干净、不新鲜的食物，不喝生水，不捡拾掉在桌上或地上的东西吃，使用自己的水杯、餐具等。同时，还要注意培养幼儿的文明礼仪，如进餐时不嬉闹、正确使用餐具、不浪费饭菜等。

学有所思

1. 1～3岁幼儿一日食谱的制定要点是什么？
2. 如何培养1～3岁幼儿良好的饮食习惯？

模拟测试

一、选择题

1. 以下是1～3岁幼儿重要的钙质来源的食物是（　　）。

A. 牛奶和奶制品　　B. 红肉

C. 面包　　D. 坚果

2. 婴幼儿合理营养包括（　　）。

①含有机体所需的一切营养素和能量，且越多越好

②食物易消化，并能增进食欲

③不含对机体有害的物质

④定时、定量进食

A. ①②③　　B. ②③④

C. ①③④　　D. ①②③④

3. 在 1 ～ 3 岁幼儿的膳食安排中，以下不推荐的做法是（　　）。

A. 限制糖果和甜点的摄入　　B. 餐前提供大量的饮料

C. 烹调方式以蒸、煮、炖为主　　D. 提供均衡的营养食物选择

4. 1 ～ 3 岁幼儿一天需要（　　）正餐。

A. 2 次　　B. 3 次

C. 4 次　　D. 5 次

5. 以下有助于培养婴幼儿良好饮食习惯的做法是（　　）。

A. 餐桌上禁止出现电子产品

B. 给予婴幼儿大量碳酸饮料

C. 让婴幼儿单独就餐，不与家人一起用餐

D. 强制婴幼儿必须吃完食物

6. 泥糊状食品在婴儿的成长过程中（　　）。

A. 是可有可无的　　B. 不是可有可无的

C. 是可以随时添加的　　D. 只是一般食品

7. 在进行泥糊状食品进食训练时，如果家长方法不当可能造成（　　）。

A. 婴儿嗜睡　　B. 婴儿多动　　C. 婴儿吞咽困难　　D. 婴儿智力低下

8. 要以婴儿（　　）作为能量需要量的基础。

A. 平均年龄的需要量　　B. 自身能量的消耗量

C. 同年龄段的平均需要量　　D. 同年龄段的平均消耗量

9. 婴儿进食时，进餐环境不应该（　　）。

A. 有丰富的刺激　　B. 无视觉、听觉干扰

C. 没有固定的位置、桌椅和餐具　　D. 安全和舒适

二、判断题

1. 不喜欢喝奶的婴幼儿，可以食用炼乳、豆奶、奶糕等奶制品，保证充足的蛋白质和钙的摄入。（　　）

2. 为了保证婴幼儿摄入足量的食物，照护者可以让婴幼儿一边看电视，一边进食。（　　）

3. 婴幼儿吃奶时，可以让其平躺。（　　）

4. 应根据婴幼儿的需求确定喂养的时间间隔。（　　）

5. 婴幼儿在出生后的头几个月只需喝母乳或配方奶，无须额外补充固体食物。（　　）

三、简答题

1. 简述 0 ～ 1 岁婴儿的喂养方式。

2. 如何对 1 ～ 3 岁幼儿进行科学喂养？

【学习笔记】

我的收获：

____

我的问题：

____

解决办法：

____

项目五 婴幼儿的辅食添加与膳食指导

学习目标

知识目标

1. 了解婴幼儿辅食的相关知识与婴幼儿科学膳食配置的方法。

2. 了解如何为婴幼儿创设良好的进餐环境。

3. 掌握培养婴幼儿良好饮食习惯的方法。

4. 掌握组织与指导婴幼儿进餐活动的方法与要点。

能力目标

1. 能够正确地选择和制作适合婴幼儿月龄特点的辅食。

2. 能够运用膳食指导的相关知识评价婴幼儿食谱。

3. 能够为婴幼儿创设良好的进餐环境，并合理组织与指导婴幼儿进餐活动。

素质目标

1. 关爱下一代，增强为社会和家庭服务的使命感。

2. 认识到婴幼儿辅食添加与膳食指导对于国家未来人才培养的重要性，增强职业责任感。

3. 培养对辅食添加与膳食指导的兴趣，树立科学的喂养观。

思维导图

- 项目五　婴幼儿的辅食添加与膳食指导
  - 婴幼儿辅食添加
    - 辅食的含义
    - 辅食的要求
    - 辅食的种类
    - 辅食的加工及选择
    - 辅食量及提供次数
  - 婴幼儿进餐环境创设
    - 婴幼儿进餐环境的含义
    - 婴幼儿进餐环境创设的要求
    - 婴幼儿进餐注意事项
  - 婴幼儿膳食配置
    - 婴儿的合理膳食
    - 幼儿的合理膳食
    - 婴幼儿食谱的制定和评价
  - 婴幼儿饮食习惯与培养
    - 培养婴幼儿良好的饮食习惯
    - 饮食卫生和进餐礼仪
  - 婴幼儿进餐活动组织与指导
    - 进餐环节的组织
    - 餐前准备
    - 婴幼儿进餐行为的指导
    - 餐后的整理与清洁

情境导入

花花已经11个月了，除了母乳什么也不吃，花花妈妈很宠溺她，认为小时候只吃母乳对小孩子身体好，所以一直没有喂过辅食。现在花花妈妈的母乳量已经减少了，最近在尝试给花花增加辅食，但花花每次都是食物一进嘴里就吐出来，甚至大哭、发脾气。

问题：

婴儿期可以完全依靠母乳吗？

点评：婴儿期是快速生长时期，也是从子宫生活转向外界生活的过渡期。在此阶段，母乳是主要营养来源，但4至6个月后，婴儿对营养的需求增加，母乳已不足以提供全部所需营养。此时不能完全依靠母乳，需要通过科学喂养来补充营养，促进婴儿健康成长。由于婴儿器官未完全发育成熟，对营养素需求高而消化吸收能力有限，因此科学的喂养和膳食指导对保证婴儿营养至关重要。

学习任务一　婴幼儿辅食添加

【热身思考】

1. 如何判断为婴幼儿添加辅食的时间？
2. 辅食的选择有哪些要求？

【任务探索】

利用互联网搜索为 6 ～ 12 个月的婴儿添加辅食的案例，分析婴儿辅食的种类和制作方法有哪些，并在表 5 - 1 中列出。

表 5 - 1　为 6 ～ 12 个月的婴儿添加辅食

月龄	辅食种类	制作方法

【学习支持】

一、辅食的含义

为满足婴幼儿的生长发育需要，除奶类之外给婴幼儿添加的食物称为辅食。

婴幼儿 3 ～ 4 个月开始分泌唾液，4 ～ 6 个月时，其唾液中的淀粉酶明显增多，消化能力增强，胃容量也日渐增大，慢慢具备了消化吸收奶类以外的其他食物的能力。这时是婴幼儿饮食从流质向半流质，再向半固体，最终向固体转变过程的初期阶段，是适应小匙进食的关键阶段，更是锻炼婴儿咀嚼和吞咽功能的最佳时期。此外，母乳中钙、磷、铁及各种维生素的含量都已不能满足婴幼儿生长发育的需要，要补充这些营养素的不足，就必须给婴幼儿添加辅食。

二、辅食的要求

婴幼儿辅食应符合以下要求：

（1）富含能量、蛋白质、矿物质和维生素。

（2）清洁、安全、无病原体，不含有害的化学物质或有毒物质。

（3）不要太烫，味道不要太刺激或太咸。

（4）婴幼儿容易咀嚼和吞咽，而且容易消化和吸收。

（5）价格能被普通家庭接受，在家里容易制备。

（6）与婴幼儿的月龄相符合。建议开始添加辅食的月龄为6个月左右，不早于4个月。此时，婴幼儿每次摄入奶量稳定，生长发育良好，开始对奶以外的食物感兴趣，提示婴幼儿已具备对其他食物的消化吸收能力。

拓展知识

辅助食品的营养成分

《婴幼儿辅助食品生产许可审查细则》中所称婴幼儿辅助食品，是指供给6～36月龄婴幼儿食用的婴幼儿谷类辅助食品和婴幼儿罐装辅助食品，以及6～36月龄婴幼儿及37～60月龄儿童食用的辅食营养补充品。《婴幼儿辅助食品生产许可审查细则》不适用于《食品安全国家标准　婴儿配方食品》（GB 10765—2021）、《食品安全国家标准　较大婴儿配方食品》（GB 10766—2021）、《食品安全国家标准　幼儿配方食品》（GB 10767—2021）中所列食品。

婴幼儿辅助食品被归为特殊膳食食品，包括以下三种类别：（1）婴幼儿谷类辅助食品，类别编号为3001，包括婴幼儿谷物辅助食品、婴幼儿高蛋白谷物辅助食品、婴幼儿生制类谷物辅助食品、婴幼儿饼干或其他婴幼儿谷物辅助食品；（2）婴幼儿罐装辅助食品，类别编号为3002，包括泥（糊）状罐装食品、颗粒状罐装食品、汁类罐装食品；（3）其他特殊膳食食品（辅食营养补充品），类别编号为3003，包括辅食营养素补充食品等。

三、辅食的种类

（一）按制作工艺分类

按制作工艺分类，辅食可分为自制辅食和商业辅食。

（1）自制辅食。自制辅食通常是指以家庭自备的大米、蔬菜、水果或其他高营养食物为原料，通过研磨、烹制等方法自行制成的汤、粥等食物。

（2）商业辅食。商业辅食特指通过现代先进工艺和设备，经科学搭配，批量研发、生产，并特别加入各种婴幼儿健康生长发育所需的稀缺营养元素，在各大商超、婴童店等进行售卖的婴幼儿辅助营养食品。

（二）按辅食性状分类

按不同性状分类，辅食可分为液体食物、泥糊状食物和固体食物三大类。

（1）液体食物。液体食物主要是指果汁、菜水一类可饮用的食物。

（2）泥糊状食物。泥糊状食物又可分为两种：一种是工业化泥糊状食物，包括米粉和瓶装泥糊状食物；另一种是家庭制作的泥糊状食物。

（3）固体食物。这是指比泥糊状食物更成形，但比成人固体食物更为细软的食物。

（三）按食物来源分类

按食物的不同来源分类，辅食可分为植物来源性食物和动物来源性食物两大类。植物来源性食物包括谷类食物和蔬菜、水果等。动物来源性食物包括肉类、禽类、奶类、蛋类等。

案例评析

案例：青青10个多月了，目前吃过的辅食只有米粉和蛋黄，还有一点香蕉泥和苹果泥。因为喝奶量大，青青长得胖呼呼的，全家都很得意，只是青青经常四五天才大便一次，而且经检查有缺铁性贫血等问题。

评析：

1岁前的辅食添加期，是让婴幼儿适应各种口味的黄金时期，如果这个时期没有把握好，婴幼儿的味蕾接触的食物和种类过于单一，以后就很容易挑食、厌食。各种蔬菜，尤其是叶类蔬菜如菠菜、芹菜，还有肝脏等有“味道”的食物都要让婴幼儿在辅食添加期逐渐接触并习惯，这样才能为他们以后接受多种口味打下基础。同时，喂养辅食过于单一也必然会造成婴幼儿营养素、膳食纤维的缺乏，造成便秘、贫血等问题，严重者会影响婴幼儿的正常生长发育。

从刚开始添加辅食起，就应按照原则逐渐让婴幼儿品尝、适应各种蔬菜、水果、肉类、肝脏等的味道。从8～10个月开始，每天给婴幼儿提供约2餐辅食，尽可能把谷类、蔬菜、肉蛋等搭配齐全，比如菜肉粥、蔬菜鸡蛋面条等，一方面给婴幼儿多种口味的刺激，另一方面补充足够的能量和营养素。如果错过了辅食添加的关键期，婴幼儿的接受程度会大大降低，但是家长不能放弃，而应逐步给婴幼儿添加多样化的食物，慢慢纠正婴幼儿挑食的不良习惯。

四、辅食的加工及选择

（一）辅食的加工

在加工辅食之前，操作者必须认真地洗净双手。在喂食婴幼儿或婴幼儿自己进食前，也应认真清洗自己和婴幼儿的双手。婴幼儿的消化器官发育尚不完善，尤其是吞咽功能尚不健全，所以婴幼儿的食物要做到“酥、软、烂”，容易咀嚼、吞咽，并且容易消化和吸收。相应地，婴幼儿辅食加工有一些特别的要求，具体包括以下几个方面：

（1）一般蔬菜宜切成细丝、小片、小丁。含粗纤维的蔬菜，如芥菜、黄豆芽、金针菜、卷心菜等，则应切碎。

（2）鲜豆要煮烂、整食，干豆应煮烂、切碎，豆腐干应切成细丝、小片、小丁并煮烂。

（3）肉要煮烂，切成细丝、小片、小丁，或做成丸子。带骨的肉类食用前要去骨，带刺的鱼或带壳的虾、蟹类要先去刺或去壳，净肉入口。

（4）禽血要加水蒸熟，切成小块，可作为汤材或配豆腐等食用。

（5）饭要烂熟，菜煨饭中的蔬菜都要熟软。面食除蒸、煮、烧、煨外，还可加工成饺子、包子。少量粗粮可以与细粮合煮做成烂粥，但不宜用烂粥代替奶，以免影响婴幼儿对钙、铁、锌的吸收。

（6）带核水果，如橘子、樱桃、葡萄、桃、杏、李等要去核食用或榨汁饮用，不可整食，西瓜可以去籽生食。

（二）辅食的选择

（1）尽量采用新鲜食材，少用或不用半成品或熟食，如香肠、火腿、红肠、方腿，以及酱瓜、萝卜干等腌制食品。半成品或熟食不仅营养有限，而且含过高盐分，不适合婴幼儿食用。

（2）少用或不用刺激性食物，如辣椒、咖喱、胡椒、五香粉等。

（3）少用易引起胀气的食品，如洋葱、生萝卜、干豆类食品等。

（4）油炸甜腻食品应少吃。食盐最好1岁之后再添加，且量要少；1岁内不提供添加蔗糖的甜品；不主张在婴幼儿混合食物中加味精等鲜味剂。

（5）奶酪一般在1岁后才可食用。

五、辅食量及提供次数

6～9个月：婴儿每天的摄乳量应为600～900mL，摄乳4次以上，添加辅食2～3次。辅食添加从富含铁的泥糊状食物开始，逐步添加，达到食物多样化。提倡顺应喂养，鼓励但不强迫进食。

10～12个月：婴儿每天摄乳量为600～900mL，每天摄乳约4次，添加辅食2～3次。7～12个月的婴儿所需能量的1/3～1/2来自辅食。

13～24个月：幼儿每天摄入总奶量为400～600mL，每天添加2次奶和3次谷类食物。13～24个月的幼儿所需能量的1/2～2/3来自辅食。辅食的添加应尽量保持食物原味，不需要额外加糖、盐及各种调味品。

幼儿1岁以后可逐渐尝试淡口味的家庭营养配餐。当幼儿一餐所吃的固体食物包含了谷物、蔬菜、鱼、蛋等含铁丰富的食物，又能吃足够的分量（约半碗至大半碗），而且持续数天吃过固体食物后不用再吃奶时，便可以辅食取代一餐奶。

学有所思

为婴幼儿添加辅食的量及次数有哪些要求？

学习任务二 婴幼儿进餐环境创设

【热身思考】

1. 为什么要为婴幼儿创设良好的进餐环境？
2. 婴幼儿进餐时的注意事项有哪些？

【任务探索】

利用互联网搜索为婴幼儿创设进餐环境的案例，分析为婴幼儿创设进餐环境的要点有哪些，并在表5-2中列出。

表 5-2 为婴幼儿创设进餐环境

月龄	创设进餐环境的要点

【学习支持】

一、婴幼儿进餐环境的含义

良好的进餐环境对婴幼儿有着重要意义，进餐环境包括物质环境和精神环境。物质环境是指进餐场所的卫生情况，以及家具和餐具的准备等；精神环境是指喂养人员的态度等。喂养人员应为婴幼儿创设良好的物质环境，并提供宽松的精神环境，使婴幼儿在进餐时保持情绪欢愉或稳定。

二、婴幼儿进餐环境创设的要求

（一）创设能满足婴幼儿需要的物质环境

良好的进餐物质环境能够使婴幼儿保持大脑皮质的兴奋和进餐时的愉快情绪。其具体要求如下：

（1）餐室清洁、明亮；餐桌餐椅高矮适中、清洁、位置固定。

（2）餐室内没有闲杂的陌生人。

（3）餐具清洁美观、大小适中、便于使用。

（4）饭菜色香味俱全，且营养全面。

（5）盛饭菜的容器盖子或罩子要关闭严密，放在婴幼儿不易够到的地方，避免打翻、碰撒甚至烫伤婴幼儿。

（二）创设充满爱心、和谐的精神环境

良好的进餐精神环境能够使婴幼儿在进餐时保持积极的情绪，促进婴幼儿的消化吸收。其具体要求如下：

（1）保持餐室内安静或轻声地播放轻松的音乐。

（2）喂养人员应态度和蔼、亲切，周到地照顾婴幼儿进餐。

（3）喂养人员不转移婴幼儿进餐时的注意力，以免减轻婴幼儿食欲。

（4）不催促婴幼儿进餐。

（5）不批评婴幼儿，不利用进餐时间解决其他问题。

（6）不引起婴幼儿过度兴奋。喂养人员不宜在婴幼儿进餐时讲故事、大声聊天，也不要让婴幼儿在进餐时大声交谈。

三、婴幼儿进餐注意事项

（1）不要让婴幼儿在进餐时说笑打闹，防止异物进入呼吸道。

（2）及时解决婴幼儿在进餐过程中出现的意外问题，如呕吐、打翻饭碗、牙疼、肚子疼、哭泣等。

（3）婴幼儿进餐时，喂养人员应仔细观察婴幼儿的进餐行为，观察婴幼儿的进餐情绪、进餐速度、进餐量以及对食物的偏好，发现问题及时处理。例如，当发现婴幼儿情绪低落、食欲较差时，应检查婴幼儿是否发烧，有无牙疼、嗓子疼、肚子疼等情况。对于挑食的婴幼儿应进行耐心的引导工作，可引导婴幼儿少量尝试其不喜欢的食物。当婴幼儿吃带骨、带刺的食物时，更应密切观察，进行必要的指导，若发现骨、刺卡入喉咙，应迅速做出处理。婴幼儿进餐时还容易出现不小心咬破舌头、咬破嘴唇、掉牙、打翻饭碗等情况，喂养人员应耐心细致地帮助解决。

学有所思

如何为婴幼儿营造温馨、舒适的进餐环境？

学习任务三　婴幼儿膳食配置

【热身思考】

如何评价婴幼儿食谱？

【任务探索】

利用互联网搜索如何为 2 ～ 3 岁幼儿编制一周食谱，并在表 5－3 中列出。

表 5-3　为 2～3 岁幼儿编制一周食谱

食物种类	制作方法

【学习支持】

婴幼儿生长迅速，合理的营养能够保障婴幼儿身体和大脑的正常生长和发育，促进其健康成长。喂养人员应为婴幼儿提供科学合理的膳食，以保证其每天摄入充足的营养。

一、婴儿的合理膳食

（一）0～5 个月婴儿一日食谱建议

1. 0～3 个月：母乳喂养期

在这个阶段，婴儿主要依赖母乳来获取所有的营养需求。建议按需哺乳，即每当婴儿表现出饥饿的迹象（如吸手指、寻找乳房、哭闹等）时就进行喂养。母乳中的营养成分能够满足婴儿早期快速生长的需要，并且能够提供必要的抗体来帮助婴儿抵抗疾病。如果母乳供应不足，可以选择与母乳营养成分接近的配方奶作为补充。

2. 4～5 个月：引入规律喂养

在这个时期，婴儿开始逐渐形成更规律的作息习惯，喂养人员可以尝试引导婴儿建立规律的吃奶时间。通常，每 3～4 小时喂养一次，同时根据婴儿的体重增长和饥饿信号来调整喂养量。夜间喂养可以逐渐减少，以帮助婴儿建立更好的睡眠模式。此时虽然婴儿仍以母乳或配方奶为主要食物，但可以尝试引入少量的辅食，如稀释的蔬菜或水果泥，以促进婴儿口腔机能和消化能力的发展。

4～5 个月婴儿具体食谱建议如下：

早晨 6—7 点：喂养母乳或 240mL 配方奶。

上午 10—11 点：喂养母乳或 180mL 配方奶。

下午 2—3 点：尝试给予少量的稀释蔬菜泥或水果泥（如香蕉、梨子），量约 1～2

汤匙。

下午 5—6 点：喂养母乳或 180 ～ 240mL 配方奶。

晚上 8—9 点：喂养母乳或 180mL 配方奶，之后可尝试减少夜奶。

在整个喂养过程中，喂养人员应密切观察婴儿的反应，如对食物的接受度、消化情况以及任何可能的过敏反应。如果有任何疑问或担忧，应及时咨询专业的儿科医生或营养师。

（二）6 ～ 12 个月婴儿一日食谱建议

婴儿成长到 6 个月大时，其营养需求会发生变化，这时可以开始正式引入辅食，以补充母乳或配方奶中可能不足的营养素。此时，婴儿的消化系统经过前一阶段的发育，可以开始接受多样化的食物。此时，母乳或配方奶仍然是他们的主要饮食，但应逐步引入辅食，以满足他们日益增长的营养需求。

6 ～ 12 个月婴儿具体食谱建议如表 5－4 所示。

表 5－4　6 ～ 12 个月婴儿具体食谱建议

时间	膳食安排
07:00—08:00	母乳或 200 ～ 300mL 配方奶
10:00—11:00	尝试给予辅食，如米粉糊、蔬菜泥或水果泥（如南瓜泥、胡萝卜泥、苹果泥），2 ～ 3 汤匙
12:00—13:00	母乳或 200 ～ 300mL 配方奶
15:00—16:00	提供辅食，如豆腐泥、蛋黄泥或鱼肉泥，2 ～ 3 汤匙
18:00—19:00	母乳或 200 ～ 300mL 配方奶
20:00—21:00	尝试给予辅食，如水果泥或蔬菜泥，2 ～ 3 汤匙
00:00—02:00	母乳或配方奶适量

案例评析

案例：亮亮刚满 9 个月，是个胖嘟嘟的小男孩，每次看到大人吃饭都会流着口水伸手去抓。一天吃饭时，爷爷奶奶笑嘻嘻地用筷子沾了一点菜卤汁还挑了一点饭粒塞进亮亮的嘴巴里：“来，尝尝味道。”妈妈立即制止：“1 岁前不能给宝贝吃这些。”“有什么关系啊？不就是碰碰嘴巴嘛！”爷爷奶奶不以为然。亮亮对成人的饭菜明显有好感，吃自己的粥和面时就不喜欢了，爷爷说：“没油没盐当然不好吃！”

评析：

成人用自己用过的筷子给婴儿喂食，这不是碰碰嘴巴、尝尝味道那么简单。首先，成人口腔里有很多细菌，这些细菌对成人可能没有什么影响，但是可能会让抵抗力低下的婴儿患病。如果成人患有幽门螺杆菌感染等疾病，就会通过碗筷接触直接传染给婴儿。其次，婴儿不能吃盐，因为天然食物里所含的钠已经能够满足婴儿的需求，无须额外摄入钠，过多的钠反而会给婴儿的肝肾代谢带来负担。再次，婴儿的味蕾比成人敏感得多，即使不放调味料，也能区分出不同食物的味道，并不会感觉没有味道。成人的饭菜除了盐，还有其他各种调味料，这些对婴儿敏感的味蕾都是巨大的刺激。经过这些刺激后，婴儿会自然地偏好“重口味”，从而拒绝自己的清淡食物，但是清淡饮食才能保证婴儿的身心健康。

在喂食婴儿时，不但不应在其食物里添加盐、糖等调味料，也不要随便把成人的食物塞到其嘴巴里，应保护婴儿敏感的味蕾。婴儿的碗筷等餐具须和成人完全分开，防止将成人口腔和胃肠道的细菌、疾病传染给婴儿。

二、幼儿的合理膳食

1 岁以后的幼儿生长速度逐渐减慢，身体所需能量也随之减少，消化功能却加速成熟，饮食以肉类、乳类、蔬菜水果、谷类、豆类及其制品五大基本食物为主，进食相对稳定。

为幼儿提供的食物应细、软、碎，易于咀嚼；注意经常变换食物的品种与制作方法；同时，鼓励幼儿自主进食，培养良好的饮食习惯和能力。

根据辅食添加的原则，为保证幼儿的合理饮食，在日常生活中应注重两个方面：一是食物的量，即确定每天食量的大小；二是食物的质，即在保证营养丰富的前提下，力求食物品种多样。具体包括以下几点：

（1）谷物为主，品种多样。

（2）多吃蔬菜、水果。

（3）经常吃奶类、豆类或其制品以及鱼、禽、蛋、瘦肉等。

（4）饮食应清淡少盐、清洁卫生，不吃变质的食物。

案例评析

案例：豆豆妈妈反映，豆豆从小就不爱吃饭，这成了全家最头痛的事情。豆豆马上就满 3 岁了，可他非常瘦小，比同龄幼儿矮一个头。医生说豆豆是发育不良，还有缺铁性贫血等问题。“豆豆从来没有饿的感觉，有的时候一天几乎吃不了几口饭。给她喝过补铁、补锌的药，也没有多大改善。”

评析：

幼儿长期脾胃失调，饮食不当，就会缺乏某些必需营养素，影响正常发育。如缺铁伴随着缺锌，会使幼儿味蕾迟钝，含铁和含锌酶活性降低，食欲不振；缺乏 B 族维生素、钾等会造成肠胃蠕动减慢，消化功能减退；缺乏维生素 A、钙、镁等会造成幼儿抵抗力下降，发育迟缓。营养素之间既互相协同、作用，也互相制约、拮抗。所以单纯地通过补铁剂、补锌剂、钙片等补充营养素并不能取得良好的效果，反而可能影响其他营养素的吸收，必须通过日常饮食全面补充营养素，严重的情况下还需要饮食配合药物同时进行营养素的补充。

对铁的补充来说，最容易消化吸收的是动物性食物里所含的二价铁，植物性食物里的三价铁，需要还原成二价铁后才能被人体吸收，吸收率较低，受膳食因素的影响也比较大。维生素 C 能促进三价铁的还原吸收；维生素 A 和 β－胡萝卜素可以和铁结合，减少其他不利因素对铁吸收的影响；维生素 B_2 有利于铁的吸收、转运和储存。幼儿最好是通过食用动物性食物补铁，但是动物性食物吃得过多也会影响幼儿消化功能的正常运转。此外，患有缺铁性贫血的幼儿往往不只是缺铁，还伴随着维生素 A、β－胡萝卜素、维生素 B_2、锌和蛋白质等营养素的缺乏，同时伴有消化不良等疾病，所以单一地补充铁，效果并不明显。应该首先调理好幼儿的脾胃后再通过科学、均衡的膳食，进行营养素的全面补充。这对于没有任何营养学知识的家长来说比较困难，所以建议在专业营养师的指导下进行膳食的安排。

三、婴幼儿食谱的制定和评价

婴幼儿食谱的制定和评价对于确保他们获得充足的营养至关重要，这也是促进婴幼儿健康成长的基础。

（一）婴幼儿食谱的制定

首先，要制定科学的食谱，以确保膳食的营养平衡。必须确保婴幼儿每天都能摄入七大营养素，并且这些营养素的比例要适当。在搭配谷类、肉类、蛋类、蔬菜、水果、豆制品和油类等食物时，应追求合理和均衡的比例，并提供多样化的品种，以确保婴幼儿能够从日常饮食中获取所需的各种营养素。通常，一日三餐的主食和副食不应重复，而且在一周内，提供相同辅食的次数不应超过两次，这可以通过轮换使用不同品类但营养相似的食品来实现。

其次，要使用科学的烹饪方法，尽量不破坏食物的营养价值。在制作婴幼儿辅食时，科学的烹饪方法至关重要，因为它不仅能保证食物的营养价值，还能确保食物的适口性和安全性。以下是一些推荐的烹饪方法：

（1）蒸：蒸是一种非常健康的烹饪方式，因为它不需要添加油脂，并且可以保留食物中的大多数营养成分。将食物放入蒸锅中，加水煮沸后，中火蒸 15 ～ 20 分钟，直到食物变软。蒸适合烹饪蔬菜、根茎类食物（如胡萝卜、土豆）、鱼类和肉类。

（2）水煮：水煮是将食物放入沸水中烹饪的方法，适用于各种食材，如谷物、蔬菜和肉类。在锅中加入足够的水，将食物放入水中，一般是先大火煮沸，然后转小火煮至食物软熟。煮的过程中，一些水溶性维生素可能会流失到水中，因此可以将煮食物的水用作汤或糊的基底，以保留这些营养素。

（3）烘焙：烘焙是一种干热烹饪方法，适用于制作根茎类、鱼类和肉类食物。预热烤箱至适当温度，将食物放入烤盘中，烤至熟透。烘焙可以保持食物的原味，一般也不需要添加油脂。

（4）搅拌：搅拌是将煮熟的食物放入搅拌机中，加入适量的母乳、配方奶或水，搅拌成泥状。这种方法多用于制作泥状食物，适合刚开始吃辅食的婴儿。

（5）微波炉加热：微波炉加热是一种快速方便的烹饪方法，但需要注意食物的均匀加热，还要注意避免烫伤。微波炉适合加热已经煮熟的食物，不适合烹饪生的肉类或鱼类。

通过采用这些科学的烹饪方法，喂养人员可以为婴儿提供营养丰富、安全且口味多样的辅食，帮助他们在成长过程中获得充足的营养。

最后，在制作辅食时，还应注意以下几点：

（1）清洁卫生：确保所有用于制作辅食的设备、工具和原材料都是清洁的，以防止细菌污染。

（2）去皮去核：对于水果和蔬菜，应去除皮和核，以确保食物易于消化，减少窒息风险。

（3）大小和质地适当：根据婴幼儿的年龄和咀嚼能力发展情况，将食物切成适当的大小或搅拌成适当的质地。

（4）温度适宜：确保食物在喂食前已经冷却到适宜的温度，以免烫伤婴幼儿。

总之，喂养人员要深入了解婴幼儿的进餐情况，及时听取各方面的意见与建议，不断修改和完善食谱。

（二）对婴幼儿食谱的评价

对婴幼儿食谱的评价可以通过膳食调查进行。膳食调查是指根据婴幼儿每日摄入食物的种类及数量，计算所摄入的各种营养素的数量，并参照相关规定分析不同年龄段婴幼儿的膳食情况。

膳食调查可采用称重法、记账法及询问法进行，三种方法各具特点，可以根据具体情况选择使用。

1. 称重法

称重法是称量婴幼儿一天每餐所摄取食物在烹调前、烹调后的重量以及吃剩的重量，据此计算婴幼儿每人每天所摄取的各种营养素和能量的数量，时间以 3 ～ 5 天为宜。此法操作起来较为复杂，但结果比较准确。

2. 记账法

记账法操作比较简便，是记录每天食材的账目和进餐人数，如果一天各餐人数相同，即可根据食物实际消耗计算人均摄入量；如果各餐人数不同，则需以食物能量所占比例进行折算，即早餐约占 25%，午餐约占 35%，晚餐约占 30%，加餐约占 10%，计算出人均摄入量。记账法所需时间较长，一般一个月左右。表 5－5 展示了某托育机构采用记账法时进行的记录。

表 5－5　记账法示例

餐次	类别	人均摄入量
早餐	牛奶：2L 麦片：1kg 水果：1.5kg 进餐人数：30 人	牛奶：2L / 30 人 = 66.67mL/ 人 麦片：1kg / 30 人 = 33.33g/ 人 水果：1.5kg / 30 人 = 50g/ 人
午餐	米饭：3kg 鸡肉：2kg 蔬菜：1.5kg 进餐人数：35 人	米饭：3kg / 35 人 = 85.71g/ 人 鸡肉：2kg / 35 人 = 57.14g/ 人 蔬菜：1.5kg / 35 人 = 42.86g/ 人
加餐	酸奶：1L 蛋糕：500g 进餐人数：30 人	酸奶：1L / 30 人 = 33.33mL/ 人 蛋糕：500g / 30 人 = 16.67g/ 人

续表

餐次	类别	人均摄入量
晚餐	面包：2kg 烤鱼：1.5kg 蒸蔬菜：1kg 进餐人数：32 人	面包：2kg / 32 人 = 62.5g/ 人 鱼：1.5kg / 32 人 = 46.88g/ 人 蔬菜：1kg / 32 人 = 31.25g/ 人

根据能量分配比例进行折算，得到总的人均摄入量：

早餐总摄入量 = (66.67mL 牛奶 + 33.33g 麦片 + 50g 水果)×25%

午餐总摄入量 = (85.71g 米饭 + 57.14g 鸡肉 + 42.86g 蔬菜)×35%

加餐总摄入量 = (33.33mL 酸奶 + 16.67g 蛋糕)×10%

晚餐总摄入量 = (62.5g 面包 + 46.88g 鱼 + 31.25g 蔬菜)×30%

将以上各餐的总摄入量相加，得到一天中每个婴幼儿的平均摄入量。通过将这些数据与推荐的膳食摄入量标准进行比较，就可以评估该食谱能否满足婴幼儿的营养需求。如果发现某些营养素摄入不足或过量，可以相应调整食谱。请注意，实际应用中需要考虑食物的具体营养成分，以及更精确的能量分配比例。

3. 询问法

询问法是通过问卷或问答的方式，调查婴幼儿每天摄入的固定食物（如牛奶、鸡蛋等）和辅助食物（如谷类、肉类等），据此计算婴幼儿每天摄入的营养素和能量的数量。具体调查内容包括每天摄入的食物种类、重量、体积或比例。此法虽然简单，但所得出的数据有时不够准确。为了提高数据的准确性，建议使用标准化的问卷，并提供量化工具帮助照护者准确报告食物摄入量。此外，建议将询问法与其他评价方法结合使用，以获得更全面的食谱评价。

通过调查取得数据后，要对结果进行计算，在此基础上对调查结果进行评价，全面分析婴幼儿营养状况。一般来说，每日摄入总能量达到推荐量的 90% 以上为正常，低于 80% 为不足；蛋白质、矿物质、维生素均应达到各自推荐量的 80% 以上，若低于 70% 为摄入不足；每日三餐中的能量供给比例应合适，其中早餐约占一天总能量的 25%，午餐约占 35%，晚餐约占 30%，加餐约占 10%；三大供能物质比例应适当，蛋白质占 10% ～ 15%，脂肪占 20% ～ 25%，碳水化合物占 50% ～ 60%。

另外，计算值一般较婴幼儿实际摄入值要高，因此在评估时要综合分析、判断，如考虑烹调加工过程中营养素的损耗以及婴幼儿的吸收率等。

学有所思

如何为 13 ～ 18 个月的幼儿编制一周食谱？

学习任务四　婴幼儿饮食习惯与培养

【热身思考】

婴幼儿良好的饮食习惯有哪些？

【任务探索】

利用互联网搜索婴幼儿食欲不佳的原因及增强婴幼儿食欲的方法有哪些，并在表 5－6 中列出。

5－6　婴幼儿食欲不佳的原因及增强食欲的方法

婴幼儿食欲不佳的原因	增强婴幼儿食欲的方法

【学习支持】

培养婴幼儿良好的饮食习惯是促进其身心健康发展的基础，良好的饮食习惯对婴幼儿获得所需营养、促进其生长发育起着重要的作用。

一、培养婴幼儿良好的饮食习惯

（一）进食要定时、定位、专心

定时进食有助于婴幼儿建立清晰的饥饱感条件反射，适当的饥饿感还能增强婴幼儿的食欲。婴幼儿进食时应使用专属餐具，并在固定位置用餐。对于还不能坐稳的婴幼儿，可以让其坐在照护者腿上喂食。当婴幼儿能够坐稳后，应使用婴幼儿专用的餐桌椅。对于2岁以上的幼儿，可以提供适合他们的小餐椅，并鼓励他们在餐前自己洗手、摆放餐具和凳子，这样的自理行为也有助于形成条件反射，使他们更容易进入就餐状态。

专心进食有助于细嚼慢咽，合理控制进餐时间，并培养良好的饮食习惯。婴幼儿在进食时玩耍，通常是因为他们对食物的兴趣减少，而更倾向于探索新鲜事物，如四处爬行、玩弄食物、推倒杯子和扔东西等。这些行为通常发生在他们接近或已经吃饱时，而不是真正饥饿时。因此，一旦婴幼儿对食物失去兴趣，应视为他们已吃饱，此时应将他们从餐椅上抱下来，并移走食物。每餐时间通常应控制在20～30分钟。此外，婴幼儿进食时应为其提供一个相对独立的环境，以减少干扰，避免婴幼儿分心，比如避免让他们边看电视或边玩玩具边进食。给婴幼儿喂食时，必须耐心，等他们吃一口、咽一口后再喂下一口，以养成良好的进食习惯，并防止发生意外。如果婴幼儿口中还有未咽下的食物，照护者不应离开，以防止婴幼儿窒息。

（二）不偏食、不挑食

婴幼儿正处于快速生长阶段，对能量和营养素的需求较高。多样化的食物摄入有助于确保营养的全面性。婴幼儿偏食和挑食可能导致营养缺乏性疾病，如佝偻病和缺铁性贫血。针对偏食和挑食的婴幼儿，可以采取以下策略。

1. 增强食欲

偏食和挑食是婴幼儿食欲不振的一种表现。为了增强他们的食欲，餐前应避免让婴幼儿食用零食，并确保他们有足够的时间进行户外活动，适量的运动能够刺激食欲。可以为婴幼儿准备色泽鲜艳、香气扑鼻、口味诱人的食物，通过视觉、听觉、嗅觉和味觉等感官渠道的刺激，增强他们对食物的认知和兴趣，从而增强食欲。此外，还可以为婴幼儿提供他们喜欢的餐具，这样也能增强他们对进食的兴趣和好感。

2. 不过分关注婴幼儿的喜恶

婴幼儿在成长过程中的某个阶段可能会对某些食物表现出特别的偏好或厌恶，这是成长中的正常现象，通常随着时间的推移会自然改善。然而，如果照护者在婴幼儿进食时过分关注这些偏好或厌恶，可能会无意中加剧婴幼儿的偏食和挑食行为。

3. 态度一致

成人对待偏食和挑食婴幼儿的态度应保持一致，避免用哄骗的方式诱导进食，不应许诺、威胁或追着喂食。在婴幼儿进食前可以尝试使用诱导法，即成人对食物表现出浓厚的兴趣，并做出吃得津津有味的模样，大口享用。同时，当婴幼儿尝试之前不喜欢的食物时，应给予他们肯定和鼓励。

4. 采用“饥饿疗法”

对于有偏食和挑食行为的婴幼儿，如果他们不愿意进食，可以等待他们感到饥饿时再提供食物，不必过度担忧这可能带来的负面影响，婴幼儿的身体能够自然地调节对食物的需求。在饥饿状态下进食，有助于减少他们的偏食和挑食行为。此外，除了确保每日三餐和适量的点心之外，还应该适当控制婴幼儿的进食量，以促进他们良好饮食习惯的养成。

5. 建立进食规律和合理喂养

在婴幼儿 3 个月后，应逐渐训练他们建立规律的进食时间，减少夜间哺乳，以形成健康的饥饿与进食循环。小月龄的婴幼儿可能会对新食物表现出一种“恐新”反应，如进食新食物后出现呕吐。当婴幼儿出现这种情况时，不应误以为这是喂养困难，而应坚持让婴幼儿尝试 10 ～ 15 次。否则，我们可能会无意中“剥夺”婴幼儿一种优质的食物来源。

6. 耐心照顾特殊体质儿

对于体质敏感的婴幼儿，照护者需要更加耐心地培养他们的进食习惯，以促进其健康成长。

7. 寻求医疗帮助

如果调整进食行为和喂养方式后，婴幼儿的喂养困难未见改善或体重增长受到影响，应尽快咨询医生。

拓展知识

食物不耐受

食物不耐受指的是一种复杂的变态反应性疾病，人的免疫系统把进入体内的某种或多种食物当成有害物质，从而针对这些物质产生过度的保护性免疫反应，产生食物特异性 IgG（免疫球蛋白 G）抗体。IgG 抗体与食物颗粒形成免疫复合物，可引起所有组织（包括血管）的炎症反应，并表现为全身各系统的症状与疾病。常见的不耐受食物包括牛奶、鸡蛋、小麦、玉米、坚果、大豆和贝类等。

一、症状

婴幼儿食物不耐受的发生率比成人高。食物不耐受多表现为胃肠道症状和皮肤反应，也有的表现为神经系统、呼吸系统甚至肌肉骨骼系统症状，有的患者可同时对 4 ～ 5 种或更多食物不耐受，不同的人对于同种食物的不耐受可能出现极不相同的症状。

二、措施

怀疑有食物不耐受的婴幼儿，可对其进行食物不耐受检查，判断其是否对某种食物不耐受及不耐受程度（轻度、中度或重度），然后根据结果向专业营养师咨询，进行饮食调整。对已检测出的明显不耐受的食物应选择回避。不仅要回避不耐受食物，对含有不耐受食物成分的各类食物也应回避。例如，如果对牛奶不耐受，那么所有含牛奶的食品都应回避。症状明显改善或消失数月（约6个月）之后，可将“忌食”的不耐受食物逐步引入食谱，做好症状观察记录，根据具体情况决定该食物是否可以继续食用。这时，有一部分食物不会再引起以前出现过的症状，可以转入轮替组食物（间隔一段时间使用）。值得注意的是，在严格遵守医生制订的饮食计划，回避不耐受食物的同时，应保证膳食平衡，以满足婴幼儿生长发育的营养需求。

（三）训练使用餐具

（1）从婴幼儿开始进食辅食时，就应该用小勺喂食泥糊状食品，不应将奶嘴的孔剪大来喂食泥糊状食品。

（2）鼓励7个月大的婴儿尝试自己从盘中抓取食物进食，这样可以让他们体验到进食的乐趣，并为将来自己使用勺子进食打下基础。

（3）为婴幼儿准备一些可以手抓的食物，训练他们使用拇指和食指拿取食物。

（4）1岁左右婴幼儿可以适当让他们“玩”食物，比如西红柿、土豆和苹果等。

（5）让1岁左右婴幼儿尝试自己使用勺子进食，18个月以上的幼儿应能够熟练地使用勺子进食。

（6）2岁的幼儿应该能够自己进食，并训练他们自己拿着杯子喝水。

（7）可以为2～3岁的幼儿提供辅助筷，让他们尝试使用筷子进食。

案例评析

案例：11个月大的团团一看见妈妈拿碗和勺子喂饭就会尖叫哭闹不肯吃，反而对自己手抓的食物没有戒备，可以吃下去一些。之前，团团妈妈总是觉得他吃得不够：“你看隔壁壮壮吃了一碗米饭，你才吃半碗，所以他比你长得高！再多吃两口，来，妈妈喂。”团团每顿饭都要被妈妈逼着吃，现在都开始恐惧吃饭这件事了，肚子总感觉不舒服，食量也是一降再降。

评析：

婴幼儿跟成人一样，也有食欲不好的时候，饮食量也不会总是固定不变。团团妈妈这种对婴幼儿食量过度担忧，不考虑婴幼儿需求和消化情况的差异，长期逼着喂食的行为容易导致婴幼儿积食，使婴幼儿无法正确感知饥饱，影响胃肠正常运转，甚至会对婴幼儿造成心理上的伤害。

家长在喂食时应尊重婴幼儿。吃是人类的本能，是生存的基础，胃肠功能正常的婴幼儿没有不会饥饿、不爱吃饭的。家长需要给婴幼儿提供健康、均衡的食物，而吃多少则交给婴幼儿自己决定。如果婴幼儿食量过少、饮食习惯不好，家长必须找出原因，对症解决，而不是一味强迫婴幼儿进食。婴幼儿的发育受很多因素影响，如身高发育在很大程度上受遗传影响，除此之外还与饮食、睡眠、运动、心情等多方面的因素有关，并非多吃两口饭就能长高。婴幼儿也不是越胖越好，如爱吃油炸食品、高糖食品的婴幼儿大都比较肥胖，但这并不意味着他们发育情况良好。家长应学会分阶段（如婴儿阶段每 1 个月，幼儿阶段每 3 个月）给婴幼儿测量身高、体重，并将相应数据绘制成身高体重曲线图，对照世界卫生组织的婴幼儿成长标准进行判断，只要数据在最上限和最下限之间有规律地增长，同时婴幼儿食欲好、睡眠好、精神好、免疫力强，就说明发育得很不错，无须互相攀比，过于追求高、大、壮。

二、饮食卫生和进餐礼仪

为了确保婴幼儿的健康，引导婴幼儿养成良好的饮食卫生习惯至关重要。在进餐前，应指导婴幼儿彻底清洁双手，以去除可能附着在手上的细菌和污染物。餐后，应帮助他们进行口腔清洁，以维护口腔卫生。必须避免婴幼儿摄入任何不洁净或变质的食物，因为这些食物可能导致食物中毒或其他健康风险。同样，应确保婴幼儿饮用的水经过适当处理，避免摄入可能含有有害微生物的生水。若食物不慎掉落在桌面或地面上，应立即丢弃，以防交叉污染。此外，为婴幼儿提供个人专用的水杯和餐具，也是维持饮食卫生的重要措施。

同时，培养婴幼儿良好的进餐礼仪也不容忽视。应教育他们进食时要细嚼慢咽，避免在咀嚼或喝汤时发出过大的声响，以免影响他人用餐。在共享食物时，应告诉婴幼儿不要随意挑选，而应有序并礼貌地取用。还应教育他们珍惜食物，避免浪费。这样不仅能够维护婴幼儿个人的卫生，还能培养婴幼儿对他人尊重和礼貌的态度。

学有所思

照护者应如何培养婴幼儿良好的饮食习惯？

学习任务五　婴幼儿进餐活动组织与指导

【热身思考】

日常生活中如何对婴幼儿的食具进行消毒？

【任务探索】

利用互联网搜索对婴幼儿的食具进行消毒的方法，并在表 5－7 中列出。

表 5－7　婴幼儿食具消毒方法

婴幼儿食具种类	消毒方法

【学习支持】

进餐活动不仅仅是为了教会婴幼儿如何进食，也不仅仅是为了满足他们对营养的需求，更重要的是，它旨在让婴幼儿在进食过程中感受到快乐，并逐步建立起健康的生活习惯。在婴幼儿的进餐活动中，喂养人员应该基于婴幼儿的真实生活状况，遵循他们的发育规律，围绕他们对饮食的基本需求，开展全方位、多感官的保育活动。这就要求喂养人员熟悉并掌握婴幼儿的发育规律，了解他们的生活环境和生活习惯。在进餐活动中，要观察婴幼儿如何运用感官渠道（视觉、听觉、嗅觉、味觉、触觉）来感受食物，以及他们如何从完全被照顾的状态逐步成长为能够生活自理，甚至能够照顾他人的人。这样的进餐活动不仅能满足婴幼儿的营养需求，还能促进他们感知能力发展和自理能力的提升。

一、进餐环节的组织

进餐环节包括洗手、搬凳子、取餐、进食、餐后清理等多个步骤，其中蕴含着丰富的教育机会。在这个过程中，喂养人员可以观察到婴幼儿在动作、语言、社交等方面的进步和问题，并据此进行科学的指导。

二、餐前准备

（一）餐具的选择

为婴幼儿提供的餐具应首要考虑安全性，确保达到食品安全标准。家庭中常用的不锈钢或塑料餐具既方便又耐摔，是不错的选择。此外，还可以考虑使用有一定重量的陶瓷餐具或底部带有吸盘的碗，这样婴幼儿在进餐时就可以体验到不同材质的质感。

（二）餐厅家具的选择

婴幼儿进餐时使用的桌椅、板凳应选用触感舒适的材料，如木质、塑料或布艺等。在选择餐椅时，应考虑材料的耐用性和多功能性，并确保餐椅位置固定，以帮助婴幼儿更好地进入就餐状态，培养良好的进餐习惯。

（三）清洗准备

婴幼儿对水有着天然的好奇心和亲近感。在餐前洗手和餐后清洁的过程中，可以引导婴幼儿体验水的特性，如水流的快慢、水量的大小等，这有助于丰富他们的触感体验。

三、婴幼儿进餐行为的指导

（一）反馈式喂养

传统的喂养方法主要关注婴幼儿的生理健康，而现代科学喂养则同时关注婴幼儿的生理和心理健康。传统方法强调让婴幼儿吃饱，而现代方法不仅关注婴幼儿是否吃饱，还注重让他们吃得开心。反馈式喂养，又称应答式喂养，在这种方式的喂养中，婴幼儿不是喂养的被动接受者，而被视为喂养活动中互动的一部分，喂养人员会对婴幼儿进食时的行为表现及时做出回应，并且婴幼儿也会对喂养人员的回应做出反应。反馈式喂养将喂养活动视为一种有意义的亲子互动，是爱和支持的传递。喂养人员对婴幼儿的表现和反应应及时、合理地做出应答，这有助于婴幼儿形成良好的行为和反应，进而形成良性互动，达到和谐愉快的理想状态。反馈式喂养应贯穿于每一次喂养实践中，喂养人员应营造宽松愉悦的进食环境，让婴幼儿开心地进食、健康地成长，满足他们的生理和心理需求。

大量的喂养实践表明，喂养人员不仅要了解“喂什么”，还要掌握“如何喂”。此外，“谁来喂”“何时喂”“何处喂”与婴幼儿饮食模式的建立密切相关，也必须加以掌握。这就是科学喂养的“5个喂”。喂养人员是反馈式喂养的实施者和调控者，应对自己的职责有清晰的认识。实施反馈式喂养应注意以下要点：

（1）喂养时与婴幼儿保持目光交流，用口头语言进行表扬和鼓励。当婴幼儿表现良好时，应及时表扬；当婴幼儿做得不够好，如吃饭慢或故意将食物含在嘴里不咽下时，不要批评或抱怨，应采用鼓励的语言，向婴幼儿提出合理的要求。

（2）关注婴幼儿吃饱的信号。当婴幼儿表现出吃饱的迹象（如喂食时婴幼儿闭嘴、转过头去）时，不应强迫他们吃掉剩余的食物。

（3）当发现婴幼儿表现出饥饿的迹象时，应迅速准备奶或食物，并及时供应。

（4）喂养人员可以直接喂婴幼儿，也可以帮助较大的婴幼儿自己进食。不要批评婴幼儿自己进食时将食物弄得到处都是，而应表扬和鼓励他们，并在喂食间隙帮助婴幼儿清理。

（5）喂食时应慢慢来，要有耐心，鼓励婴幼儿进食，但不要强迫。吃新食物时可能需要多次尝试，喂养人员可以将婴幼儿喜欢的食物与新食物混合起来喂养。

（6）如果婴幼儿拒绝多数食物，可以尝试将不同的食物混合在一起，注意口味和质地的搭配，并尝试不同的鼓励方法。如果婴幼儿容易对进食失去兴趣，应减少进餐时的娱乐活动。

（7）合理安排婴幼儿的餐次，进餐次数和喂养方法应符合婴幼儿的月龄。比如6～8月龄的婴儿应逐步建立一日三餐三点的进餐模式。

案例评析

案例：瑞瑞1岁半，开始尝试独立进食了。他的妈妈为他准备了一些软烂的蔬菜和肉泥，瑞瑞可以用手抓取食物。在餐桌上，妈妈会与瑞瑞进行目光交流，并说一些鼓励他的话。当瑞瑞尝试自己用勺子吃饭时，即使他将食物弄得到处都是，妈妈也不会批评他，而是耐心地帮他清理，并鼓励他继续尝试。

评析：

瑞瑞妈妈采用了反馈式喂养方法，给予了瑞瑞足够的鼓励和支持。她为瑞瑞准备了合适的软烂食物，并允许他用手抓取，这有助于培养他的自主进食能力。同时，妈妈在与瑞瑞的互动中使用鼓励的语言，这有助于增强瑞瑞的自信心和进食兴趣。

此外，妈妈还对瑞瑞自己进食时将食物弄得到处都是的情况保持耐心，不但没有批评他，反而帮助他清理，避免瑞瑞产生负面情绪，使瑞瑞能够在轻松愉快的氛围中进食。这种积极、耐心的态度有助于瑞瑞逐步形成良好的进餐习惯，并提高他的自理能力。

（二）不同年龄段婴幼儿喂养要点

在喂养过程中，喂养人员既是陪伴者，也是观察者和支持者。在引导婴幼儿逐步实现自主进餐的过程中，喂养人员与婴幼儿的对视和互动有助于发展其良好的社会交往能力，积极的互动还能增强婴幼儿的安全感和依赖感。对于不同年龄段的婴幼儿，喂养人员的支持方式有所不同，长期的陪伴和观察是提供合适支持的关键。

1. 喂食（6 个月左右）

在这个阶段，喂养人员开始为婴儿添加辅食，帮助婴儿逐渐建立起自主进餐的意识。在喂食时，喂养人员可以将勺子递到婴儿嘴边，等待他们主动张嘴舔食。6 个月左右的婴儿已经能够“伸手接物”，他们可能会尝试抓取勺子并将其送入自己嘴里。

2. 独立进食（1 岁左右）

到了 1 岁左右，应开始引导婴幼儿尝试独立进食。喂养人员可以通过目光对视和语言邀请，鼓励婴幼儿自己走向餐桌并坐下。这个时期，婴幼儿主要用手抓取食物，这也是他们吃饭积极性高的表现。他们也开始尝试使用勺子吃饭，尽管握勺的方式因个体差异而有所不同。一般来说，婴幼儿握勺的方式主要有三种：上握式、支握式和舀握式。

3. 建立自己的进餐节奏（2 岁左右）

2 岁左右的幼儿，进餐能力因人而异。有的幼儿可能还只会横着勺子把食物送入口中，而有的幼儿已经能够熟练地使用勺子进食。这个时期，喂养人员需要用简洁、实际的语言和规范的动作，重复为幼儿进行示范，帮助他们逐步掌握良好的用餐行为和习惯。

4. 进餐习惯的巩固（2 ～ 3 岁）

2 ～ 3 岁的幼儿开始关注周围同伴的存在，社会交往范围不断扩大。可让幼儿与同伴一起吃饭，这样不仅能增加用餐的乐趣，还能减少挑食和偏食的行为。

拓展知识

幼儿照护职业技能要求

《幼儿照护职业技能等级标准（2.0 版本）》对初级、中级、高级照护人员在进餐、膳食安排及行为指导等方面的职业技能要求如表 5－8 所示。

表 5－8 职业技能要求

等级	工作领域	工作任务	职业技能要求
初级	生活照料	进餐照料	1. 能叙述幼儿每日需要的各种食物量 2. 能按照要求做好食物保温和餐具清洁消毒 3. 能帮助幼儿养成良好的进餐习惯（如厕、盥洗等） 4. 能指导幼儿进行七步洗手法洗手 5. 能组织幼儿进行餐后散步 6. 能根据不同月龄段幼儿的特点，合理安排膳食和喂养 7. 能制作简单的水果拼盘
中级	生活照护	进餐照护	1. 能为幼儿进餐营造温馨、舒适、愉快的进餐环境和心理氛围 2. 能根据不同月龄段幼儿的特点设计食谱并合理配置膳食 3. 能指导幼儿进餐时的良好习惯（如正确使用勺子，正确咀嚼食物，定点、定时、定量进餐） 4. 能对幼儿偏食、挑食等不良饮食习惯进行纠正和引导 5. 能在进餐前对幼儿进行餐前教育 6. 能对幼儿进行食物营养的科普教育 7. 能指导家长对幼儿饮食中的不良习惯进行纠正
高级	照护指导	膳食安排及行为指导	1. 能指导初、中级人员，根据不同月龄段幼儿的特点，设计食谱 2. 能指导初、中级人员，根据不同月龄段幼儿的特点，合理安排膳食 3. 能正确评估幼儿营养状况、撰写营养评价报告、提出营养改进建议 4. 能指导幼儿膳食行为及良好饮食习惯的养成

四、餐后的整理与清洁

进餐完毕后，喂养人员应让婴幼儿尝试自己擦嘴和擦手，当婴幼儿能够熟练擦拭时，喂养人员可以通过语言鼓励他们，如“××，你擦得真干净呢”，以帮助婴幼儿在建立自信的同时增进对自身的熟悉感。同时，喂养人员要激励婴幼儿参与餐后的整理和清洁，让整个进餐环节变得完整而圆满。

看似简单而又日常的进餐环节，其实充满了各种教导的可能性，因而它也成为保育课程的重要组成部分。婴幼儿在自然、真实的进餐氛围中能够增强生活自理能力，感受到食物带来的美好体验，以及与他人共享美食时的愉悦心情。这些都是帮助婴幼儿茁壮成长的重要契机。

学有所思

1. 不同年龄段婴幼儿的喂养要点是什么？

2. 什么是反馈式喂养？

模拟测试

一、选择题

1. 良好的进餐环境对婴幼儿来讲有着重要意义，进餐环境包括（　　）。

A. 物质环境　　B. 精神环境

C. 物理环境　　D. 物质环境和精神环境

2. 在喂养婴幼儿时，为增强婴幼儿的食欲，不应该（　　）。

A. 大声交谈

B. 提供种类丰富的食物

C. 提供小动物形状的面食

D. 鼓励婴幼儿自己动手吃饭

3. 婴幼儿进餐的正确坐姿是（　　）。

A. 趴在餐桌上

B. 身体倾斜倚靠在餐桌上

C. 两腿放在餐桌上

D. 脚平放在地面上，身子略微前倾

4. 婴幼儿每次进餐的时间一般控制在（　　）。

A. 1 小时　　B. 40 ～ 50 分钟

C. 20 ～ 30 分钟　　D. 10 ～ 20 分钟

5. 当婴幼儿拒绝某种新食物时，以下说法正确的是（　　）。

A. 一定要喂进去

B. 既然不喜欢就不喂了

C. 隔一段时间再尝试一次，不喜欢就不再喂了

D. 隔段时间就试试，或换种做法，尝试 10 次以上

6. 下列哪一项属于餐桌文明的内容？(　　)

A. 敲碗筷　　B. 咀嚼出声

C. 咀嚼喝汤不出声　　D. 餐桌不礼让

7. 食具、水杯不可以用(　　)消毒。

A. 日晒法　　B. 蒸汽法

C. 化学消毒法　　D. 煮沸法

二、判断题

1. 婴幼儿生病期间身体会消耗更多的营养，应该让婴幼儿多吃大鱼大肉补充营养。(　　)

2. 婴幼儿生病期间，在对奶和豆类不过敏的情况下，可以正常摄入奶和豆制品。(　　)

3. 牛乳是最为常用的婴幼儿替代奶品，含蛋白质较高，可以替代母乳。(　　)

4. 开始添加辅食的月龄为 6 个月左右，不早于 4 个月。(　　)

5. 婴幼儿阶段是长身体的阶段，膳食应以肉类为主，品种多样。(　　)

6. 膳食调查可采用称重法、记账法及询问法进行。(　　)

7. 人工喂养时，应采用循序渐进的方法让婴幼儿逐渐适应奶嘴和配方奶。(　　)

8. 进餐时吧唧嘴属于个人习惯，不能算不文明。(　　)

9. 喂养人员需要注意婴幼儿钙的补充吸收，以促进其骨骼的发育。(　　)

10. 照护者要教会婴幼儿识别腐败变质的食物和饮料的简单方法，以及防烫、防噎、防呛、防咬舌等的知识。(　　)

三、问答题

1. 幼儿合理膳食的内容主要有哪些？

2. 喂养人员应如何增强婴幼儿食欲？

3. 如何实施反馈式喂养？

4. 不同年龄段婴幼儿的喂养要点有哪些？

【学习笔记】

我的收获：

____

____

____

____

我的问题：

____

____

____

____

解决办法：

____

____

____

____

项目六 婴幼儿营养与喂养评价

学习目标

知识目标

1. 了解婴幼儿营养与喂养评价的依据。
2. 掌握婴幼儿体格生长营养评价的目的和意义、指导要点以及内容。

能力目标

1. 能够对不同月龄段婴幼儿的营养与喂养情况进行评价。
2. 能够对不同月龄段婴幼儿进行科学合理的营养与喂养照料。

素质目标

1. 培养对不同月龄段婴幼儿营养和喂养的兴趣，增强职业认同感。
2. 培养爱幼护幼精神，促进婴幼儿的健康成长。

思维导图

- 婴幼儿营养与喂养评价
  - 婴幼儿营养与喂养评价的依据
    - 婴幼儿科学喂养的基本原则
    - 不同月龄婴幼儿的喂养准则
    - 婴幼儿喂养的注意事项
  - 婴幼儿体格生长营养评价
    - 婴幼儿体格生长营养评价的目的和意义
    - 婴幼儿体格生长营养评价的指导要点
    - 婴幼儿体格生长营养评价的内容

情境导入

康康出生2～3个月时，喝奶量已经很大了，妈妈怕康康吃不饱，就在奶中添加了米粉，结果康康出现消化不良。当康康4～5个月时，妈妈又着急给康康添加肉末、肝泥等辅食，可康康吃完就拉肚子，妈妈不知道康康到底怎么了。

问题：康康的月龄可以添加辅食吗？

点评：康康的胃肠功能尚不健全，不能添加米粉，以及肉末、肝泥。照护者要了解如何对婴幼儿营养与喂养进行评价，掌握科学喂养婴幼儿的原则、方法及婴幼儿喂养的注意事项，这样才能科学、合理地喂养婴幼儿，保证婴幼儿健康成长。

学习任务一　婴幼儿营养与喂养评价的依据

【热身思考】

婴幼儿科学喂养的依据有哪些？

【任务探索】

利用互联网搜索0～3岁不同月龄婴幼儿的膳食有什么特点以及适合什么食物，并在表6-1中列出。

表6-1　0～3岁不同月龄婴幼儿的膳食特点

月龄	喂养特点	适合的食物推荐

【学习支持】

一、婴幼儿科学喂养的基本原则

（一）及时性原则

及时性原则是指当纯母乳或配方奶提供的能量及营养素不能满足婴幼儿生长发育所需时，要及时添加辅食。辅食添加是一个过程，在纯母乳喂养、人工喂养或混合喂养的同时，适当增加其他一些食物，可以满足婴幼儿的营养需求。

（二）充足性原则

在喂养过程中，应向婴幼儿提供充足的碳水化合物、蛋白质、脂肪、维生素及矿物质等营养素，以满足婴幼儿生长发育的营养需求，特别要注意奶量、钙的供应、铁的供应、辅食添加等问题。

（三）恰当性原则

恰当性原则是指喂养人员要做到以下几点：按照婴幼儿的食欲提供食物，注意观察婴幼儿的吃饱信号；进餐次数和喂养方法符合婴幼儿的月龄；积极鼓励婴幼儿自己用手指、勺子进食；让婴幼儿愉快进餐，避免采取哄骗式或强制式的喂养方法；等等。

（四）个性化原则

每一个婴幼儿都是具有个体特征的，喂养人员要根据婴幼儿个体的体质及具体营养状况采取适当的喂养方法，以满足婴幼儿的营养需求。

案例评析

案例：乐乐刚刚满7个月，还在喝母乳的阶段，但乐乐妈妈需要去工作，不能时时刻刻在家进行母乳喂养，于是乐乐家人到母婴店购买了婴幼儿奶粉，但是乐乐好像不爱喝，有时候胃肠不适还会拉肚子，这是为什么呢？

评析：乐乐拉肚子是因为乐乐的胃肠功能发育不完善，以及对奶粉内所含某种物质有一定的不适应，比如对乳糖不耐受，就会拉肚子。建议在刚改为奶粉喂养时，要适量，不要过度冲饮奶粉给宝宝饮用，同时要适当增加喂水量。

二、不同月龄婴幼儿的喂养准则

（一）早产儿及低出生体重儿喂养

（1）出生体重 <2 000g、出生后病情危重或并发症多、完全肠外营养 >4 周或体重增长缓慢的早产儿 / 低出生体重儿：强化母乳、早产儿配方奶或早产儿出院后配方奶喂养。

（2）出生体重≥ 2 000g，且无以上高危因素的早产 / 低出生体重儿：纯母乳喂养。

（二）《0 ～ 6 月龄婴儿母乳喂养指南》的六项准则

（1）母乳是婴儿最理想的食物，坚持 6 月龄内纯母乳喂养。①

（2）生后 1 小时内开奶，重视尽早吸吮。

（3）回应式喂养，建立良好的生活规律。

（4）适当补充维生素 D，母乳喂养无须补钙。

（5）任何动摇母乳喂养的想法和举动都必须咨询医生或其他专业人员，并由他们帮助做出决定。

（6）定期监测婴儿体格指标，保持健康生长。

（三）《7 ～ 24 月龄婴幼儿喂养指南》六准则

（1）继续母乳喂养，满 6 月龄起必须添加辅食，从富含铁的泥糊状食物开始。

（2）及时引入多样化食物，重视动物性食物的添加。

（3）尽量少加糖盐，油脂适当，保持食物原味。

（4）提倡回应式喂养，鼓励但不强迫进食。

（5）注重饮食卫生和进食安全。

（6）定期监测体格指标，追求健康生长。

（四）《学龄前儿童膳食指南》五条核心推荐

（1）食物多样，规律就餐，自主进食，培养健康饮食行为。

（2）每天饮奶，足量饮水，合理选择零食。

（3）合理烹调，少调料、少油炸。

（4）参与食物选择与制作，增进对食物的认知和喜爱。

（5）经常户外活动，定期体格测量，保障健康成长。

---

① 在实际喂养过程中，可在婴儿 4 ～ 5 个月时尝试引入少量辅食，但不应早于 4 个月。

三、婴幼儿喂养的注意事项

（一）评估和观察要点

（1）评估婴幼儿月龄、病情、体重、进食情况。

（2）观察有无口腔溃疡、唇腭裂等。

（3）了解既往病史、过敏史。

（4）评估并选择合适的进食餐具。

（二）操作要点

（1）佩戴围嘴。

（2）根据婴幼儿进食能力，选择喂食或自行进食。

（3）待充分咀嚼并吞咽后，方可递送下一口。

（4）擦净口角残留食物。

（三）指导要点

（1）告知家长新生儿及婴幼儿护理的基本要求。

（2）告知家长辅食添加应遵循从稀到稠、从细到粗、从少到多、由单一到多样的原则。

（3）告知家长食物种类应多样化、合理搭配，不宜选用坚果类食物，烹调时注意切碎、煮烂。

（4）告知家长不可被动喂食或强迫进食，养成定时间、定场所进食的习惯。

（四）注意事项

（1）餐具需消毒处理。

（2）婴幼儿患病期间不要添加新的辅食。

（3）呛咳或发绀时，要暂停进食，排除气管内异物，观察患儿面色及呼吸，待症状缓解后，方可继续进食。

学有所思

婴幼儿喂养应该注意什么事项？

学习任务二　婴幼儿体格生长营养评价

【热身思考】

1. 婴幼儿体格生长营养评价的内容有哪些？
2. 婴幼儿体格生长营养评价的指导要点有哪些？

【任务探索】

利用互联网搜索 0 ～ 3 岁婴幼儿体格生长营养评价的内容，并在表 6－2 中列出。

表 6－2　0 ～ 3 岁婴幼儿体格生长营养评价的内容

月龄	评价内容	具体操作

【学习支持】

一、婴幼儿体格生长营养评价的目的和意义

充足的营养和良好的喂养是婴幼儿体格生长、机体功能成熟及大脑发育的保障。养成良好的饮食习惯，是培养婴幼儿健康生活方式的重要内容，能够为其成年期的健康生活方式奠定基础。指导照护者掌握母乳喂养、辅食添加、合理膳食、饮食行为等方面的基本知识和操作技能，可以为婴幼儿提供科学的营养喂养照护，预防儿童营养性疾病的发生，促进婴幼儿健康成长。

二、婴幼儿体格生长营养评价的指导要点

（一）微量营养素的补充

（1）足月儿。足月儿在出生后数日内开始，在医生指导下每天补充维生素 D 400 国际单位，以促进生长发育。纯母乳喂养的足月儿或以母乳喂养为主的足月儿可根据

需要适当补铁，以预防缺铁性贫血的发生。

（2）早产儿或低出生体重儿。一般出生后数日内开始，在医生指导下每天补充维生素 D 800 ～ 1 000 国际单位，3 个月后改为每天 400 国际单位；出生后 2 ～ 4 周开始，按 2mg/（kg · d）补充铁元素。上述补充量包括配方奶及母乳强化剂中的含量。此外，还应酌情补充钙、维生素 A 等营养素。

（二）培养良好的饮食习惯

1 岁以后幼儿逐步过渡到独立进食，照护者要为幼儿营造轻松愉快的进食环境，引导而不强迫幼儿进食。安排幼儿与家人一起就餐，并鼓励其自主进食。关注幼儿发出的饥饿和饱足信号，及时做出回应。不以食物作为奖励和惩罚手段。进餐时不要让幼儿观看电视、手机等电子产品，每次进餐时间控制在 20 ～ 30 分钟，最长不宜超过 30 分钟，并逐渐养成定时进餐的良好习惯。

（三）体格生长测量

体格生长测量是营养评价的基础，测量指标主要包括体重、身长（身高）、头围和胸围等。

体重是反映婴幼儿总体营养状况最直观的指标。婴儿出生后前半年体重增长最快，前 3 个月平均每月增长 800 ～ 1 000g，3 ～ 6 个月平均每月增长 500 ～ 600g，1 岁时体重约为出生时的 3 倍。体重过重可能提示肥胖症，而体重过轻则可能意味着营养不良或有慢性疾病。

身长（身高）是反映婴幼儿骨骼发育状况的重要指标。婴儿出生时平均身长为 50cm，1 岁时达到 75cm，2 岁时约 85cm。身长（身高）异常偏低可能提示甲状腺功能减低、生长激素缺乏或长期营养不良等问题。

头围反映了婴幼儿脑和颅骨的发育状态，婴儿出生时头围约为 34cm，1 岁时约为 46cm。胸围则反映了婴幼儿胸廓及胸肌的发育程度，婴儿出生时胸围略小于头围 1 ～ 2cm。

案例评析

案例：牛牛是一名早产儿，出生后在医院保温箱住过一段时间。在牛牛两岁的时候，体检人员发现牛牛身高比同龄婴幼儿矮小，体重也更轻，动作、语言发展缓慢，语言理解能力弱，只会简单的词汇，注意力不集中。作为护理员，你有什么建议可以帮助牛牛吗？

评析：牛牛的情况属于婴幼儿发育迟缓，在饮食上需要增加锌的摄入，补锌可以有效治疗发育迟缓。可以让牛牛多吃一些粗粮、豆腐等大豆制品和牛肉、羊肉、鱼、瘦肉、芝麻等食物。此外，还需要进行早期干预，及早进行综合康复训练，有效刺激婴幼儿的发育。

三、婴幼儿体格生长营养评价的内容

体格生长能反映婴幼儿的一般生长情况，通过评估婴幼儿的体格生长状况，可以发现婴幼儿是否存在营养不良的情况或者是否有营养不良的趋势，从而通过早发现、早干预来促进婴幼儿的发育。

（一）体格生长评价

1. 生长水平

将某一时刻测得的某一项体格的值，与同年龄、同性别的婴幼儿生长标准值（或参考值）进行比较，可以判断婴幼儿的生长水平。体格生长指标常用的有年龄别体重、年龄别身高（身长）、年龄别头围等，分别表示在某年龄时的体重 / 身高（身长）/ 头围，用于评价婴幼儿有无过低或过高的体重、身高（身长），或者过小或过大的头围。

2. 生长速度

观测生长速度即动态纵向观察婴幼儿生长情况。对体格生长指标进行定期连线测量，在一定时间段内的生长值，即为该婴幼儿体格生长指标的生长速度值，将其与参考人群的生长速度相比，即可判断其生长速度是否正常。绘制生长曲线图是评估生长速度的最佳方法，也是最方便的方法。

3. 匀称度

在评价婴幼儿生长的匀称度时，常用的体格生长指标有身高别体重和年龄别BMI。身高别体重表示某身高下的体重；年龄别 BMI 表示某年龄时的 BMI。在具体计算时常采用百分位数法、标准差法和 Z 评分法进行评价，可以得出正常、超重、肥胖和消瘦的结果。

（二）营养评价

通过对婴幼儿的定期体格测量来进行营养状况评价，是婴幼儿营养监测的重要手段，定期连续测量数据比一次测量数据更重要，可以获得个体的生长轨迹，有助于判断婴幼儿的近期、远期营养情况及变化趋势，及早发现婴幼儿生长异常，尽早干预。可用生长发育曲线图判断婴幼儿生长情况，如图 6－1、图 6－2 所示。

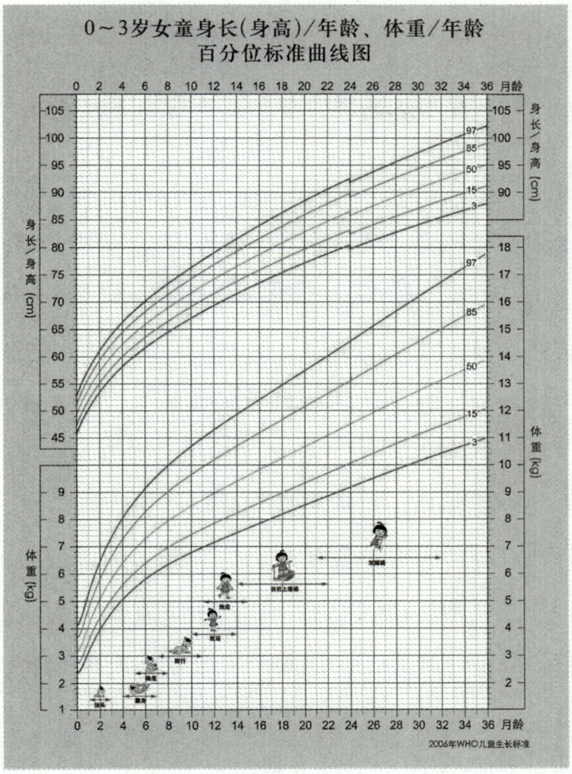

图 6-1 0～3 岁婴幼儿生长发育曲线图（女）

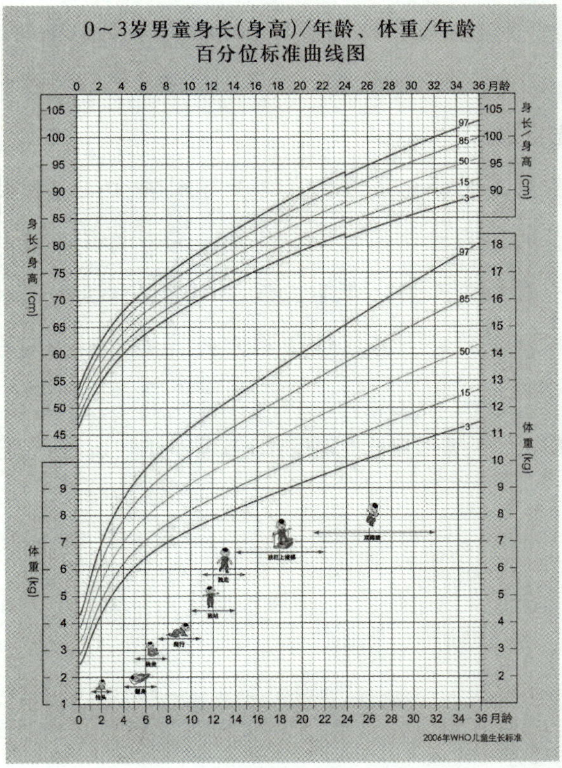

图 6-2 0～3 岁婴幼儿生长发育曲线图（男）

学有所思

可以从哪些方面判断婴幼儿的膳食营养是否符合其月龄段的生长发育状况?

拓展知识

婴幼儿营养的误区

一、反式脂肪

反式脂肪又名反式脂肪酸，通常被用于制作脆皮面包、炸薯条和甜甜圈等零食。孕妇摄入过量的反式脂肪酸后，可通过胎盘传给胎儿，乳母也会通过乳汁，将反式脂肪酸“喂”给婴幼儿，造成婴幼儿缺乏必需的脂肪酸，从而影响他们的生长发育，还可能造成婴幼儿大脑脂质缺乏，从而影响他们的智力发育。含有反式脂肪的食物有：薯条、南瓜饼、炸鸡块、油条、方便面的油包、蛋黄派、巧克力派、饼干、蛋糕、面包、比萨、沙拉酱、微波加热爆米花等。

二、膨化食品

膨化食品，又称挤压食品、喷爆食品、轻便食品等。它以谷物、豆类、薯类、蔬菜等为原料，经膨化设备的加工制造而成，品种繁多、外形精巧、酥脆香美。膨化食品对健康的危害主要是过量的添加剂造成的，如铅残留超标严重，可导致记忆力减退、视力协调失灵、智力下降，严重者可能导致痴呆。

三、营养强化食品

为了保持食品原有的营养成分，或者为了补充食品中所缺乏的营养素，向食品中添加一定量的食品营养强化剂以提高其营养价值，这样的食品称为营养强化食品。为孩子添加营养强化食品应该在儿童保健医生或营养医师的指导下进行。添加营养强化食品时，其各种营养素的补充比例必须合理，不能偏补或过补。

资料来源：洪耀同，等.高级母婴护理师培训教程[M].厦门：厦门大学出版社，2017：289.

模拟测试

一、选择题

1. 婴儿对母乳以外食物的（　　）。

A. 耐受性较低，也不容易发生过敏

B. 耐受性较高，也容易发生过敏

C. 耐受性较高，也不容易发生过敏

D. 耐受性较低，也容易发生过敏

2. 下列不属于婴幼儿科学喂养的基本原则的是（　　）。

A. 及时性原则　　B. 充足性原则

C. 个性化原则　　D. 随时性原则

3. 下列不属于婴幼儿体格生长评价内容的是（　　）。

A. 生长水平　　B. 协调度

C. 生长速度　　D. 匀称度

二、判断题

1. 婴幼儿不需要额外补充维生素 D，因为母乳或配方奶中已经含有足够的维生素 D。（　　）

2. 婴幼儿需要额外摄入钙质，以支持骨骼和牙齿的发育。（　　）

3. 蔬菜纤维对婴幼儿的消化系统发育非常有益，可以从 6 个月开始添加适当的蔬菜泥。（　　）

4. 婴幼儿可以直接喝果汁来替代水。（　　）

三、问答题

1. 婴幼儿科学喂养的基本原则是什么？

2. 婴幼儿喂养的注意事项有哪些？

3. 婴幼儿体格生长营养评价的内容有哪些？

【学习笔记】

我的收获：

____

____

____

____

我的问题：

____

____

____

____

解决办法：

项目七 婴幼儿食育

学习目标

知识目标

1. 理解食育的定义、婴幼儿食育的内容及食育对婴幼儿发展的重要意义。
2. 掌握各年龄段婴幼儿食育的方法和注意事项。

能力目标

1. 能够根据婴幼儿的特点开展食育活动。
2. 能够有针对性地培养婴幼儿的健康饮食行为。

素质目标

1. 树立婴幼儿食育的意识，增强培养婴幼儿良好饮食行为和促进婴幼儿健康成长的责任感。
2. 理解不同年龄阶段婴幼儿食育的特点，懂得敬畏生命、热爱生命。
3. 对所有婴幼儿一视同仁，尊重和关爱问题婴幼儿，帮助他们健康成长、成才。

思维导图

- 婴幼儿食育
  - 食育概述
    - 食育的由来与定义
    - 食育对婴幼儿发展的重要意义
    - 婴幼儿食育的内容
  - 各年龄段婴幼儿的食育
    - 婴儿期的食育
    - 幼儿期的食育
    - 婴幼儿食育中常见的问题

情境导入

某托育机构的张老师通过一段时间的观察，发现幼儿们多多少少存在一些不良饮食行为，比如：有的幼儿不会按序拿取饭菜，吵闹声音比较大；有的幼儿进餐时注意力不集中，边吃边玩、边吃边讲话，用餐时间在30分钟以上；有的幼儿挑食，不能将自己的一份饭菜吃完；有的幼儿能吃完自己的一份饭菜，但桌子、地面、衣服上都是饭粒、菜汤等；还有的幼儿不会主动拿餐巾擦嘴。

问题：面对这样的情况，张老师应该如何培养幼儿的良好饮食习惯呢？

点评：首先，张老师应细心观察并记录幼儿的不良饮食行为，认真研究、分析并针对幼儿的不同情况分别采用适当的方法。其次，张老师可健全值日生制度，指导幼儿帮助老师摆放餐具、分发碗勺，特别要提醒那些吃饭慢的值日生吃快一点，饭后帮阿姨擦拭桌椅、收拾碗筷。同时，还要针对挑食、体弱、肥胖和不专心吃饭的幼儿进行个性化的指导。最后，家园配合，共同纠正幼儿不良的进餐习惯。

学习任务一　食育概述

【热身思考】

培养婴幼儿健康的饮食习惯可以用哪些方法？

【任务探索】

小组合作查阅资料，把食育的定义、婴幼儿食育的内容、食育对婴幼儿发展的意义填写到表7－1中。

表7－1　食育相关内容

食育的定义	婴幼儿食育的内容	食育对婴幼儿发展的意义

【学习支持】

随着社会经济的高速发展，婴幼儿营养问题、健康问题日益突出。《中国儿童青少年饮食健康情况研究报告（2021 年）》显示，随着社会经济的发展和生活方式的改变，我国儿童膳食结构不合理，身体活动不足、不吃早餐、在外就餐、饮酒以及吸烟等不健康行为和生活方式对健康的影响日益突出，导致了慢性病低龄化。在学龄前儿童调查报告中发现，不健康饮食模式发生率为 7.91%，其中食用糕点零食类食物的发生率最高，其次为食用腌制蜜饯类食物。学龄前儿童超重、肥胖超重占比为 15.42%；肥胖占比为 8.30%。在不健康饮食行为中，挑食发生率最高，其次为进餐速度快，饮食偏咸、偏油腻是学龄前儿童肥胖的高危因素。

《"健康中国 2030"规划纲要》倡导"以体制机制改革创新为动力""把健康摆在优先发展的战略地位"。饮食教育越来越受到政府和社会的关注和重视。

一、食育的由来与定义

"食育"一词，最早于 1896 年由日本著名的养生学家石冢左玄在其著作《食物养生法》中提出。石冢左玄认为，食育不单是培育身体，也与心理成长有关。在中国，"食育"的概念其实自古有之，比如诗句"谁知盘中餐，粒粒皆辛苦"就是在告诫人们，尤其是孩子，要爱惜粮食。

食育，简单来说就是关于"吃"的教育。狭义的食育即饮食行为教育。广义的食育是指通过提供各种饮食观念、营养知识、饮食安全知识、饮食文化等知识教育和多种多样的烹饪、栽种等体验，使婴幼儿获得有关"食"的知识和选择"食"的能力，培养出有传统饮食文化理解力、有良好饮食习惯、能过健康饮食生活的人。婴幼儿食育是以食物为媒介实施的活动，旨在培养婴幼儿良好的饮食习惯，促进婴幼儿健康发展。

拓展知识

世界各国的食育

一、食育在日本

日本颁布了有关食育的法律，有计划地采取并推进食育的综合措施，以期实现健康、文明的国民生活及形成积极向上、充满活力的社会。

日本政府将食育作为国家生存的根本，食育被视为教育三大支柱"智育、德育、体育"的基础，旨在培养能够实践健康饮食生活的人。幼儿们通过各种体验，学习有关食育的知识，提高饮食行为能力。

在日本的幼儿园中，老师不仅会教幼儿认识食品，传授一些基础的营养知识，还会让幼儿知道过多食用快餐和方便食品的危害。老师会和幼儿一起种菜、收获、烹调，享受劳动带来的快乐；会和幼儿一起用心打造饮食环境，愉悦用餐。他们还善于将培养幼儿的想象力融入饮食中，比如餐桌上的沙拉，被老师比喻为秋天的景色，既有红叶又有绿叶，通过形象的描述让幼儿对天然的食物产生兴趣……

这样，幼儿们在每天的生活和游戏中，积累着有关食育的生活体验，享受着吃饭的快乐，尤其是集体吃饭的快乐，为身心成长提供营养。

二、食育在美国

为了从根本上帮助人们培养健康饮食习惯，美国政府陆续推出不少举措。美国前“第一夫人”米歇尔曾针对肥胖儿童发起“让我们行动起来”活动，提倡通过营养和运动改善儿童健康。在这个项目中，学校被作为最重要的宣传阵地，校方成立健康委员会，将营养教育和体育课等充分渗透到日常教学活动中。有的中小学开辟出一块菜地，教学生如何种菜、如何分辨不同蔬菜及其提供的营养，进一步引导学生了解营养知识。

政府鼓励为学生烹调的厨师们深入研究儿童营养学知识，并与学校开展合作，向学生教授健康菜肴的烹饪方法。该项活动还建议家长以身作则，坚持健康饮食，并和孩子们一起动手准备营养丰富但低糖少盐的健康晚餐。

“让我们行动起来”专项活动把政府、学校、家庭的力量联合起来，得到了家长的一致认可，起到了提高全民食育意识的作用。在此项目的倡导下，美国大部分中小学校园内已禁止向学生出售碳酸饮料和含糖饮料。

三、食育在德国

为提高幼儿对健康食物的认识并培养他们的健康饮食习惯，德国政府在全国中小学推行了“公共厨房”项目。这并不是学校厨房，而是培养中小学生健康饮食习惯的饮食教室，德国学校的食育课便借助“公共厨房”进行体验式教育。

例如，德国某学校的食育课是这样的：新学期开始的第一周，学校通常先带学生去菜市场，让学生们去闻、去触摸、去感受，获得对食物的感性认识。第二周，学生们开始在“公共厨房”里上课，通过“营养金字塔”等图示，认识营养结构，然后结合上周去菜市场的情况说出自己的认识；第三周，老师带学生们去超市购买食品，告诉他们怎样识别健康食品。在接下来的几周，老师和学生一起边学饮食知识边做菜，比如学习怎么放盐和各种调味品，了解蔬果怎样吃更健康、更营养等。德国很多学校还开辟了菜地，学生在植物专家和菜农的指导下学习种菜，特别是学种有机蔬菜。学校还邀请家长和政府部门代表参加“公共厨房”活动。学校认为，只有父母、政府和学校都负起保障学生健康饮食的责任，才能使食育达到预期的目标和效果。

四、食育在法国

法国把每年10月的第三周定为“味觉周”，在这个星期，有让幼儿们自己学做饭的“做饭活动”，有和家人及朋友一起快乐用餐的“宴会活动”，还有品尝以前从未吃过的饭菜的“品尝活动”等，通过这些活动让幼儿体验“吃”的快乐。

五、食育在英国

“肥胖”一直是一个让英国人头疼的问题，甚至有健康专家警告，未来20年，将近一半的英国成年人将被确诊为肥胖症！英国政府积极倡导健康饮食观念，将健康饮食教育视为改善国民体质的一大重点。政府规定英国的所有学校都要参与“英国食品两星期”活动，这是由英国卫生部专门拨款设立的。老师会在课堂上教学生们区别健康食品和非健康食品，并提示他们非健康食品对身体的危害。该活动自在英国各大中小学开展以来，受到学生和家长的欢迎。

非常有意思的是，英国的民间组织和个人也积极投身到倡导国民健康饮食的食育活动中。一个叫作“MEND”的非营利性组织，为有两岁到四岁儿童的家庭提供为期十周的培训，让他们知道怎样帮助儿童从小克服或避免贪食；该培训还力求让儿童从小就有机会接触并习惯不同的食品，加强营养的摄入。

英国名厨菲儿·维克李瑞向英格兰所有11岁儿童各免费赠送了一本健康饮食食谱。这本食谱整理了32种菜品的正确烹饪方法，详细的注解和说明便于学生们学习，能够帮助他们掌握食品的健康烹饪方法，避免使用过多的黄油、增味剂来伤害自己的身体。

六、食育在中国

中国是一个人口大国。在促进国民饮食健康方面，我国政府做出了巨大努力。2017年10月，国家主席习近平在党的十九大报告中提出实施“健康中国”战略；2018年3月，在政府工作报告中，时任国务院总理李克强再次提出实施“健康中国”战略，强调要创新食品药品监管方式，注重用互联网、大数据等提升监管效能，加快实现全程留痕、信息可追溯，让问题产品无处藏身，不法制售者难逃法网，让消费者买得放心、吃得安心。

2016年起，食品安全教育正式被纳入国民教育体系。全国众多城市纷纷将食品安全知识纳入中小学公共安全教育课程，并通过宣传食品安全和营养膳食的知识，促进儿童营养科学素养的提升。

2017 年，“全国儿童食品安全守护行动”在北京启动首场城市行活动，并在天津、承德、深圳、昆明及福州等地陆续启动。在 2017 年 3 月 1 日的“全国儿童食品安全守护行动”城市行北京站的活动中，具有标志性意义的儿童食品安全移动体验营走进北京第一师范学校附属小学，把食品安全与营养健康知识和虚拟现实（VR）、增强现实（AR）技术相结合，为学生们生动直观地展现食品的来源，让他们在虚拟厨房环境中学习食品安全与营养健康知识。

2018 年 3 月，北京市教委发布了《关于切实做好 2018 年学校食品安全管理工作的通知》。通知要求，食品安全、健康饮食将纳入教育教学内容。每学期，学校都要组织开展食品安全专题教育，并将食品安全与主题班会、课外实践等活动紧密结合，开展经常性教育，有效提升师生食品安全意识和防范能力。

随着大数据、云计算以及人工智能等互联网前沿技术的发展与应用，食品的追溯体系建设已逐渐成为可落地实施的计划和方案。我国相关监管机构相继出台多个食品追溯体系建设指导文件，每年全国“两会”期间都会有专家委员提案聚焦该问题。前景是美好的，现状是可喜的。曾经，我们的幼儿掉进了食品添加剂的包围圈，掉进了一个个食物陷阱！如今，国家在为我们的食品健康提供保障，为幼儿们的健康成长打响了餐桌保卫战！

资料来源：李浩 . 幼儿食育 [M] . 北京：知识产权出版社，2020：2-13.

二、食育对婴幼儿发展的重要意义

（一）促进婴幼儿生长发育

婴幼儿期是体格、运动机能、精细动作、脑和神经系统机能等方面迅速发展的重要时期。在这个时期，婴幼儿通过饮食获得能量和各种营养素，从而健康成长，并为成年后的身体健康打下基础。食育还可以让婴幼儿从小就养成科学的饮食习惯，避免油腻、辛辣、高糖等不健康食物的摄入，减少疾病的发生。婴幼儿期的饮食行为可以持续到成年，会对其一生的健康和生活质量带来影响。此外，有效的食育还可以减少婴幼儿营养性疾病的发生。

学有所思

有的照护者喜欢将奶粉调得很浓，并放很多糖，以为这样才营养，婴幼儿会长得更快。这样的做法对吗？

（二）促进婴幼儿心理健康

心理学家埃里克森认为，从出生到1岁是婴幼儿建立基本信任的关键期，1～3岁是婴幼儿形成自主性的关键期。对0～1岁的婴儿，成人要尽量满足其所有的正常需要。婴儿期最初的安全感和信任感来源于吮吸母乳，婴儿在吮吸母乳的过程中逐渐与母亲建立安全型依恋关系。对1～3岁的幼儿，可通过食育活动培养其自主进食的能力，进而增强其自主性和成就感。有效的食育活动能够让婴幼儿体验到积极的情绪，为将来的心理健康打下良好的基础。

（三）培养婴幼儿的社会能力

在食育活动中，婴幼儿会与成人进行交流、尝试和选择自己喜欢的食物、等待食物的提供等，这些食育体验都有助于婴幼儿自主性、控制能力、协调能力和人际交往能力的发展。

三、婴幼儿食育的内容

（一）培养科学的饮食习惯

培养科学的饮食习惯是食育的最基本内容。科学的饮食习惯能吃出营养、吃出健康，反之就会吃出疾病。成人应多带婴幼儿去购买食物，并现场教婴幼儿识别什么是健康食品、什么是非健康食品，告诉婴幼儿在饮食上要营养均衡、荤素搭配，培养其对健康饮食的认知和良好的饮食习惯。

（二）了解食品常识和烹饪知识

健康饮食的基础是正确认识食品。在进食过程中，照护者可将食谱介绍给婴幼儿，让婴幼儿学习食物的名称和营养价值。鼓励婴幼儿参与食物的制作，体验烹饪过程，学习怎么放各种调味料、蔬果怎样吃更营养等，体会亲手劳动带来的快乐。

（三）了解营养与健康知识

照护者可通过与营养和饮食相关的读本、“宝宝厨房”等，向婴幼儿传授一些营养与健康知识，引导婴幼儿养成良好的饮食习惯，实现科学饮食。

（四）了解消化器官构造和功能

照护者可以通过向婴幼儿讲授绘本故事等形式，让婴幼儿了解消化器官消化食物的流程，知道消化器官是如何消化和吸收食物的，了解与饮食有关的疾病，从而提高婴幼儿的健康意识，使他们能自觉拒绝不良饮食，爱惜生命。

（五）提高环保意识

照护者要教育婴幼儿什么能吃、什么不能吃，以及什么生物应该保护，以此来提高婴幼儿的环保意识。可以带婴幼儿到户外，让他们亲身体验大自然的美妙和脆弱，通过观察野生动植物感知自然资源的重要性。在进餐之后，要指导婴幼儿对垃圾进行分类处理。

（六）惜食教育

照护者要教育婴幼儿珍惜食物，启发他们思考食物的来源、生长过程以及粮食资源的宝贵，让婴幼儿明白珍惜食物的重要性。可以经常组织婴幼儿到农田里体验劳作的过程，让婴幼儿加深对农业生产的认知，了解食物是怎么来的，从而更加珍惜“盘中餐”。父母要以身作则，发挥榜样示范作用，帮助婴幼儿养成珍惜粮食的好习惯，杜绝铺张浪费。

（七）传播饮食文化

不同的国家和民族饮食文化有明显差异，饮食各有特点。在不同的饮食文化背景下，食材选择、制作方法、食物名称的特殊含义、食物与季节和节日的关系等各有不同。要让婴幼儿品尝一些不同国家、不同民族、不同风味的饭菜，通过共赏各国、各民族美食的活动，激发婴幼儿的好奇心和求知欲，让他们在愉快的氛围中学习跨文化交流。例如可以让婴幼儿品尝傣族手抓饭、壮族五色糯米饭等中国不同民族的食物，以及意大利的面食、墨西哥的玉米食品、日本的寿司等外国食品。

案例评析

案例：春暖花开的季节，一年一度的壮族“三月三”如约而至！为了让婴幼儿进一步了解广西特色，感受壮乡民族风情，广西的一所幼儿园开展了“五彩三月三，浓浓壮乡情”欢庆三月三系列主题活动，将传统民族文化注入婴幼儿的心灵，激发婴幼儿爱家乡、爱祖国的情感！其中有一项活动叫“吃在三月三”。在幼儿园的“三月三”美食一条街上，摆满了特色美食，其中就有五色糯米饭，俗称五色饭，因糯米饭呈黑、红、黄、紫、白五种颜色而得名。它是壮族人民在过清明节和农历“三月三”歌圩节时，家家户户都蒸煮的一种糯米饭，是壮族人民用来招待客人的传统食品，同时壮族人民把五色糯米饭看作吉祥如意、五谷丰登的象征。孩子们一边听着教师的讲解，一边津津有味地品尝着香甜可口的五色糯米饭！

评析： 民族文化是中华优秀传统文化的重要组成部分，把民族文化与美食相结合，不仅是对民族文化的传承和发展，也是创建特色校园文化的重要内容。“三月三”美食活动让婴幼儿了解了壮族“三月三”的文化习俗，激发了婴幼儿对传统民族文化尤其是饮食文化的兴趣，增强了民族自豪感。

学习任务二　各年龄段婴幼儿的食育

【热身思考】

有没有一种食育方法对所有年龄段的婴幼儿都适用？

【任务探索】

小组合作，查阅婴幼儿期食育方法的相关资料，把婴幼儿期的食育方法填写到表 7－2 中。

表 7－2　婴幼儿期的食育方法

婴儿期的食育方法	幼儿期的食育方法

【学习支持】

根据生理机能及心理发展水平的不同，针对不同年龄段的婴幼儿，可采用不同的食育方法，下面分婴儿期和幼儿期两个阶段来介绍。

一、婴儿期的食育

婴儿的认知处于感觉运动阶段，照护者可以提供不同味道、形状、材质的食物，让婴儿去品尝。食物尽量保持其天然的口味，品种上要多样化，每种食物让婴儿连续接触 3 天以上。在日常生活中可将能生吃的蔬菜、水果作为玩具提供给婴儿进行探索，照护者可以根据其形状、颜色、气味、质地等和婴儿玩认知游戏及大动作游戏，如爬一爬、找水果、闭上眼睛闻水果、摸摸蔬菜睁眼找等，锻炼婴儿的方位感、触觉、嗅觉等，让婴儿对食物的色、香、味、形产生好奇心和兴趣，进而愿意尝试自主进餐。

当婴儿可以独坐后，要准备符合婴儿坐高的餐椅，保证婴儿进餐时的安全性和专注度。尽可能让婴儿与成人及其他婴儿一起用餐，让婴儿观察成人和其他婴儿进餐的动作。可为婴儿提供方便其使用的勺子和吸盘碗，如果婴儿用手抓食物，把食物洒在身上、地上，成人也不要责怪，让婴儿在轻松愉快的环境中逐渐学习独立进食。在学习独立进食之前，照护者可以适当给婴儿喂饭，但要让婴儿自由选择食物，不要强迫婴儿进餐。

二、幼儿期的食育

（一）13 ～ 24 个月幼儿的食育

13 ～ 24 个月的幼儿基本可以独立行走，对外界环境的探索能力有所增强，照护者可以组织幼儿到户外开展食育活动。比如带领幼儿到超市认识不同蔬菜、水果，到农田参加采摘活动，发展幼儿的认知能力和手部精细动作。由于大自然的食物具有天然的色彩、不同的性状，与塑料或电动玩具相比，会让他们产生更加持久的兴趣，此时处于秩序敏感期的学步儿可能会重复对同一种食物感兴趣，不断探索其形状、大小、颜色等。照护者要创造条件支持幼儿探索，培养幼儿对同一种食物或某几种食物的兴趣，协助幼儿养成自主进食的习惯。

（二）25 ～ 36 个月幼儿的食育

25 ～ 36 个月幼儿的运动能力和语言表达能力有了飞跃性的提高，并且具备了初步的生活自理能力。在这个阶段，幼儿人际交往的生活重心从跟家长相处变成跟同伴交往。通过跟同伴一起进餐、玩耍，幼儿可以学到进餐的礼仪。幼儿的味觉已经很发达，可以鼓励他们跟小伙伴一起品尝各种各样的食物。精细动作在这个时期也发展起来了，要及时指导幼儿学习使用筷子。在幼儿 36 个月左右时，家长要留心教导其进餐时的基础礼仪，教会幼儿使用筷子自主进餐，并帮助幼儿形成珍惜粮食的正确态度。

三、婴幼儿食育中常见的问题

（一）家长的错误喂养行为

家长因为教育理念的偏差、食育知识的缺乏等原因，在喂养婴幼儿的过程中，常会出现以下错误的喂养行为。

1. 强迫喂养

强迫喂养是指家长不顾婴幼儿的意愿而强制要求婴幼儿吃掉一定量的食物或某一种食物。婴幼儿会因为这种被强迫的不愉快经历而对进食或这种食物留下不愉快的记忆，导致以后排斥进食或排斥这种食物。尤其是当婴幼儿自主意识萌发时，他们会想要自己决定自己吃什么，这时家长要做的不是出于“为婴幼儿着想”而强迫婴幼儿吃，而是提供健康的食物供婴幼儿选择，尊重婴幼儿的自主性，相信婴幼儿的饥饱感，顺应喂养。

2. 食物安慰、奖励、威胁

食物安慰，如“宝贝不哭了奶奶给糖吃”；食物奖励，如“自己穿衣服就奖励吃饼干”；食物威胁，如“你不把胡萝卜吃了就不带你出去玩了”。食物是用来补充身体营养的，而不是用来换取婴幼儿做出其他行为的。过度的食物安慰、奖励和威胁，会让婴幼儿丧失进食的内在驱动力和对食物本身的兴趣，从长远来看不利于培养婴幼儿良好的饮食习惯。

3. 放任喂养

放任喂养是指不提供适合婴幼儿的食物、不规定就餐时间、不限制零食等行为。放任喂养是导致婴幼儿不良饮食行为和各种营养性疾病的元凶。家长应该制定规律的就餐时间，提供健康的食物，指导婴幼儿学会选择健康的食物。

4. 情绪性喂养

餐桌上家长责备的语句、家人之间的争执，都会让婴幼儿对进食留下不愉快的记忆，导致以后排斥进食，甚至影响亲子关系。家长在进餐时的交流要保持平和，多对婴幼儿进行关注、表扬和鼓励，营造温馨轻松的进餐环境。

5. 家人喂养观念不一致

家人喂养观念不一致多出现在父母辈和祖辈之间，祖辈会较多出现溺爱喂养行为，如给过多零食等。喂养观念不一致首先会导致婴幼儿无法养成良好的饮食习惯，从而导致婴幼儿患营养性疾病的风险；其次会影响亲子关系，导致婴幼儿对其中一方反感；此外，由于婴幼儿不知道听谁的，因而易形成以自我为中心的倾向，不利于其规则意识的形成。家人之间要互相沟通，明确错误的喂养行为对婴幼儿的危害，在喂养观念上达成一致。

（二）婴幼儿的不良饮食行为

1. 挑食

挑食是婴幼儿常见的一种不良饮食习惯，是指饮食过程中对某些食物挑剔或者仅吃几种自己喜欢或习惯的食物。很多婴幼儿不吃蔬菜水果；也有的不喜欢某种特定颜色的食 物，如红色的菜椒；还有的不能接受某种性状的食物，如糊状食物。严重挑食也是一种心理疾病，称为选择性饮食障碍。

针对婴幼儿的挑食行为，可尝试以下几种解决办法：

（1）可以允许婴幼儿对食物有自己的喜好，如针对不爱吃胡萝卜的婴幼儿，如果他们只是不喜欢吃胡萝卜，还能接受其他蔬菜，那么可以用别的种类的蔬菜（如西红柿）代替胡萝卜。其他种类食物如畜禽肉类、海鲜类同理。

（2）避免语言暗示，不要在婴幼儿面前说他们不喜欢吃哪种食物，婴幼儿听到这种话可能会更多地做出这样的行为。应该多给婴幼儿一些积极的语言暗示，如“××什么都吃，不挑食”等。

（3）严格控制零食，尤其是高糖高盐零食。如果养成常吃零食的习惯，会导致胃肠道消化液不停分泌，胃肠缺乏必要的休息，从而引起消化功能减弱、食欲缺乏。

（4）不强迫进食。可以和婴幼儿聊聊为什么不喜欢某种食物，了解婴幼儿挑食的原因。家长可以在餐桌上聊天时告诉婴幼儿吃这种食物的好处，如“吃胡萝卜可以保护眼睛”，通过讲解“食物的益处”让婴幼儿慢慢愿意尝试这种食物。

2. 吃饭不专心

在进餐前 1 小时，要让婴幼儿停止玩耍、游戏，如果让正在玩耍的婴幼儿立即去吃饭，他们会很难直接把心思放到吃饭上。成人可以让婴幼儿参与到餐食准备过程中，如洗菜、择菜、放餐具等，提高婴幼儿对进食的重视程度，增强仪式感。同时提供婴幼儿专属的餐具、固定的就餐时间和就餐位置，关掉电视并拿走玩具。

吃饭不专心的一个重要原因是婴幼儿不饿，因此需要控制加餐和零食的量。两正餐间隔 4 ～ 5 小时，加餐与正餐间隔 1.5 ～ 2 小时，加餐份量宜少，以免影响吃正餐时的食欲，同时每日保持适宜的室内和室外运动量。

3. 不能自主进食

很多家长包办喂食，导致婴幼儿独立进食意愿较弱，自理能力差，并且形成较强的依赖心理，进而使其在各方面的发展都与其他婴幼儿存在差距；而且不让婴幼儿自己动手，会影响其自信心、好奇心的发展。照护者要信任婴幼儿，鼓励婴幼儿独立进食。7 ～ 9 月龄婴儿可以让其尝试抓握餐具，10 ～ 12 月龄婴儿可以让其尝试自己抓着香蕉等自喂，13 月龄幼儿可以让其尝试抓握小勺自喂，24 月龄及以上幼儿一般能用小勺自主进食并较少洒落，照护者需要给予婴幼儿足够的耐心，让婴幼儿有机会锻炼自主进食能力。

拓展知识

《托育机构保育指导大纲（试行）》关于“营养与喂养”的规定

《托育机构保育指导大纲（试行）》第二章目标与要求对“营养与喂养”的规定如下：

（一）目标。

1. 获取安全、营养的食物，达到正常生长发育水平；

2. 养成良好的饮食行为习惯。

（二）保育要点。

1. 7～12个月

（1）继续母乳喂养，不能继续母乳喂养的婴儿使用配方奶喂养。

（2）及时添加辅食，从富含铁的泥糊状食物开始，遵循由一种到多种、由少到多、由稀到稠、由细到粗的原则。辅食不添加糖、盐等调味品。

（3）每引入新食物要密切观察婴儿是否有皮疹、呕吐、腹泻等不良反应。

（4）注意观察婴儿所发出的饥饿或饱足的信号，并及时、恰当回应，不强迫喂食。

（5）鼓励婴儿尝试自己进食，培养进餐兴趣。

2. 13～24个月

（1）继续母乳或配方奶喂养，可以引入奶制品作为辅食，每日提供多种类食物。

（2）鼓励和协助幼儿自己进食，关注幼儿以语言、肢体动作等发出进食需求，顺应喂养。

（3）培养幼儿使用水杯喝水的习惯，不提供含糖饮料。

3. 25～36个月

（1）每日提供多种类食物。

（2）引导幼儿认识和喜爱食物，培养幼儿专注进食习惯、选择多种食物的能力。

（3）鼓励幼儿参与协助分餐、摆放餐具等活动。

（三）指导建议。

1. 制订膳食计划和科学食谱，为婴幼儿提供与年龄发育特点相适应的食物，规律进餐，为有特殊饮食需求的婴幼儿提供喂养建议。

2. 为婴幼儿创造安静、轻松、愉快的进餐环境，协助婴幼儿进食，并鼓励婴幼儿表达需求、及时回应，顺应喂养，不强迫进食。

3. 有效控制进餐时间，加强进餐看护，避免发生伤害。

模拟测试

一、选择题

1. “食育”一词最早于1896年由日本著名的养生学家石冢左玄在其著作（　　）中提出。

A.《食物养生法》　　B.《食育白皮书》

C.《食道乐》　　D.《食育基本法》

2. 婴幼儿食育活动是以（　　）为媒介实施的活动，旨在培养婴幼儿良好的饮食习惯，促进婴幼儿健康发展。

A. 游戏　　B. 食物

C. 玩具　　D. 教具

3. 婴儿期最初的安全感、信任感来源于（　　）。

A. 吮吸母乳　　B. 睡眠

C. 大小便　　D. 运动

4.（　　）是指不提供适合婴幼儿的食物、不规定就餐时间、不限制零食等行为。

A. 放任喂养　　B. 情绪性喂养

C. 强迫喂养　　D. 家人喂养观念不一致

5. 让婴幼儿参与到家庭餐食准备过程中是对婴幼儿生理、心理和（　　）发展“一箭三雕”的超值亲子活动。

A. 运动　　B. 做家务

C. 个性发展　　D. 饮食活动

二、判断题

1.《“健康中国2030”规划纲要》倡导“以体制机制改革创新为动力”“把健康摆在优先发展的战略地位”。（　　）

2. 食育，简单来说就是关于“吃”的教育。狭义的食育即饮食行为教育。（　　）

3. 可以通过在托育机构里建立种植基地，让婴幼儿参加生产的各个过程来提高其环保意识。（　　）

4. 饮食文化教育是婴幼儿惜食教育的一项重要内容。（　　）

5. 有效的食育活动可以让婴幼儿体验到积极的情绪，为将来的生理健康打下良好的基础。（　　）

6. 当婴儿可以独坐后，要准备符合婴儿坐高的餐椅，保证婴儿进餐的安全性和专

注度。（ ）

7. 13 ～ 24 月龄的学步儿基本可以独立行走，对外界环境的探索能力有所增强，照护者可以组织幼儿到户外开展食育活动。（ ）

8. 在进餐前半小时，要让幼儿从玩耍、游戏等事情中抽离出来，如果让正在玩耍的婴幼儿立即去吃饭，他们会很难直接把心思放到吃饭上。（ ）

三、问答题

1. 食育的内容有哪些？
2. 食育对婴幼儿的发展有什么意义？
3. 如何做好幼儿期的食育？
4. 婴幼儿的不良饮食行为有哪些？
5. 家长的错误喂养行为有哪些？

【学习笔记】

我的收获：

____

____

____

____

我的问题：

____

____

____

____

解决办法：

____

____

____

____

参考文献

［1］刘芳宏．婴幼儿营养米粉配方优化及功能评价研究［D］．贵阳：贵州大学，2018．

［2］中华预防医学会儿童保健分会．婴幼儿喂养与营养指南［J］．中国妇幼健康研究，2019，30（4）：392－417．

［3］廖鸣慧，冯彬彬，黄群，等．2019 年湖南省农村地区 6～23 月龄婴幼儿辅食喂养与营养状况［J］．卫生研究，2023，52（6）：972－978．

［4］王玉英，于冬梅，杨振宇，等．中国 6～23 月龄婴幼儿甜饮料和不健康食物摄入变化［J］．卫生研究，2023，52（6）：919－923．

［5］张春莹，潘晓平，黄爱群．喂养方式对婴幼儿生长速率影响的研究进展［J］．中国妇幼卫生杂志，2023，14（5）：71－75．

［6］郭先荣．儿童保健医生对婴幼儿营养与喂养知识干预的效果分析［J］．婚育与健康，2023，29（17）：106－108．

［7］司昀灵．“婴幼儿营养与喂养”课程思政教学探索与实践［J］．宁波教育学院学报，2023，25（3）：104－107．

［8］陶慧慧，徐伟清，史慧静．6 月龄和 12 月龄婴幼儿母乳和辅食喂养调查［J］．上海预防医学，2023，35（7）：704－710．

［9］陈雪，肖小明，苏宇芳，等．12 月龄婴幼儿母乳喂养的影响因素［J］．广西医学，2022，44（22）：2656－2658+2688．

［10］教育部人事司，教育部工人考核委员会．保育员应知应会［M］．北京：北京师范大学出版社，1998．

［11］郑玉萍，刘乔，张艳玲．幼儿卫生与保健［M］．成都：电子科技大学出版社，2020．

［12］朱英宏．婴幼儿生活照护［M］．成都：西南财经大学出版社，2021．

［13］康松玲，贺永琴．婴幼儿营养与喂养［M］．上海：上海科技教育出版社，2017．

［14］杨海河，游川．0～3岁婴幼儿营养与喂养［M］．北京：北京师范大学出版社，2020．

［15］谢宏，储小军．婴幼儿营养与科学喂养［M］．杭州：浙江工商大学出版社，2016．

［16］中国就业培训技术指导中心．保育员：基础知识［M］．2版．北京：中国劳动社会保障出版社，2010．

［17］杜修时．儿童营养学［M］．杭州：新医书局，1952．

［18］人民教育出版社幼儿教育室．幼儿卫生学［M］．北京：人民教育出版社，2003．

［19］教育部基础教育司．《幼儿园教育指导纲要（试行）》解读［M］．南京：江苏教育出版社，2002．

［20］赫格斯特德．现代营养学知识［M］．4版．侯祥川，译．北京：人民卫生出版社，1983．

［21］金扣干，文春玉．0～3岁婴幼儿保育［M］．上海：复旦大学出版社，2012．

［22］厦门市湖里区委宣传部．高级母婴护理师培训教程［M］．2版．厦门：厦门大学出版社，2017．

［23］费宏伟．营养与食品卫生［M］．长春：吉林摄影出版社，2003．

［24］李浩．幼儿食育［M］．北京：知识产权出版社，2020．

［25］童连．0～6岁儿童营养与食育［M］．上海：复旦大学出版社，2022．

［26］孙玲，殷娴，韩燕．幼儿行为观察与分析［M］．长沙：湖南师范大学出版社，2021．

［27］宋媛，贺永琴．食育从儿童抓起：让食育走进教育视野［M］．上海：上海社会科学院出版社，2015．

［28］刘秋红．幼儿园食育主题活动案例精选［M］．北京：中国农业出版社，2018．

［29］周念丽．“活教育”中的食育［M］．上海：复旦大学出版社，2019．

［30］宋媛．0～3岁婴幼儿营养与喂养［M］．上海：华东师范大学出版社，2021．

［31］张秋萍．幼儿园食育课程指导［M］．郑州：河南人民出版社，2018．

［32］宋彩虹，董小燕．婴幼儿饮食与营养［M］．上海：华东师范大学出版社，2023．